腎臓病 の人のための

最新改訂版

ひと目で よくわかる 食品成分表

[監修] 医療法人社団 松和会 理事長・順天堂大学 名誉教授

富野　康日己

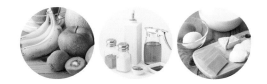

Gakken

contents

PART1

ひと目でよくわかる **食品**の栄養成分

よく食べる食品の栄養成分を調べよう……19

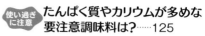

PART2
食べ方のコツもわかる **外食・中食の栄養成分**

外食やコンビニを
上手に活用しよう……129

STAFF

写真撮影　　佐藤幸稔、庄司直人
デザイン　　酒井一恵
編集協力　　オフィス201
　　　　　　（小形みちよ、狩谷恵子、金森萌未）
写真協力　　マッシュルームソフト

そもそも慢性腎臓病って、どんな病気？

A 腎臓の働きが低下して、老廃物を十分に排泄できなくなり、たんぱく尿が持続する病気の総称です。

まずは腎臓の働きを知ろう

1 老廃物を取り除く

心臓から送り出された血液は、体中の細胞に酸素や栄養素を届け、細胞から出るアンモニアや尿酸といった老廃物を回収する。老廃物を含んだ血液は、腎臓の「糸球体」という組織で濾過され、きれいになった血液が再び全身へと戻る。

2 水分量や血液中の成分を一定に保つ

腎臓は、尿の量と濃さを調整することで、体内の水分量を一定に保つ。また、生命の維持に欠かせない電解質とよばれる「ナトリウム」「カリウム」「カルシウム」「マグネシウム」「リン」など血液中の成分の量を一定に保つことで、体内を弱アルカリ性の状態に維持する。

3 ホルモンを分泌する

腎臓では、酸素を全身に運ぶ赤血球の量を一定に保つ「造血ホルモン（エリスロポエチン）」がつくられる。そのほか、血圧を上げる「レニン」というホルモンや、反対に、血圧が上がり過ぎたときに血圧を下げる役割をする「キニン」「プロスタグランジン」といった物質を分泌する。

腎臓は、こぶしほどの大きさで、左右に1つずつある。1つの腎臓のなかには、「ネフロン」が約100万個ある。ネフロンは、毛細血管が毛玉状になった「糸球体」、それを包む袋（ボウマン嚢）、尿のもと（原尿）が流れる「尿細管」からなる。

腎機能を低下させる要素

加齢

加齢とともに、血液を濾過するフィルターの役割をもつ糸球体が壊れていく。一度壊れてしまった糸球体は、なかなか再生しない。

高血圧

高血圧があると、糸球体の毛細血管が圧力に耐えきれず、壊れやすくなる。また、腎臓内の血管の動脈硬化が進行し、腎機能が低下する。これを「高血圧性腎硬化症」という。

肥満

ぽっこりおなかが特徴の内臓脂肪型肥満（りんご型肥満）の人は、血糖値を下げるインスリンが効きにくい状態（インスリン抵抗性）になる。インスリン抵抗性が強いほど、尿たんぱくが出やすくなる。また、高血圧や糖尿病などの生活習慣病の原因にもなる。

糖尿病

血糖値が高い状態が続くと、全身の血管がもろくなり、慢性腎臓病が起こりやすくなる。糖尿病の合併症として、腎機能が低下した状態を「糖尿病性腎臓病」という。透析療法が必要になる患者さんの4割以上は、この糖尿病性腎臓病が原因である。

脂質異常症

血液中のコレステロールや中性脂肪に異常がみられる「脂質異常症」は、動脈硬化を進行させる大きな要因のひとつ。腎臓につながる血管に動脈硬化が起こって血管が狭くなると、腎臓の血流が悪化する。すると、血流を改善しようと血圧が高くなり、腎臓もダメージを受ける。

腎臓は、老廃物の濾過や水分量の調整といった、生命維持のために欠かせない役割を果たしています。「慢性腎臓病（CKD）」とは、こういった腎臓の働き（腎機能）が低下した状態やたんぱく尿が慢性的に続く病気の総称です。**「尿検査でたんぱく尿が3か月以上続く」「血液検査で糸球体濾過量（GFR）が60mL/分/1.73㎡未満の状態が3か月以上続く」のいずれか一方、もしくは両方に当てはまる場合に、CKDと診断されます。**

■CKDの危険因子はさまざま

腎機能の低下をまねく病気には、主に、「糖尿病」や「高血圧」といった生活習慣病や、糸球体に炎症が起こる「慢性糸球体腎炎」があります。

また、上記の「加齢」「高血圧」「糖尿病」「肥満」「脂質異常症」のほか、**「メタボリックシンドローム」や「喫煙習慣」もCKDの危険因子です。**これらに1つでも当てはまる場合は、発症のリスクが高くなります。

5

慢性腎臓病をほうっておくと **どうして危険** なの？

A 心筋梗塞や脳梗塞などの命に関わる病気を招くこと、透析療法や腎移植が必要になることもあるためです。

慢性腎臓病の重症度チェックテスト

チェック1、チェック2であてはまるステージをチェック3の表でみると重症度がわかります。

 血液検査で **GFR**(mL／分／1.73㎡) の値をチェック

☑90以上 ➡ **G1**

☑60～89 ➡ **G2**

☑45～59 ➡ **G3a**

☑30～44 ➡ **G3b**

☑15～29 ➡ **G4**

☑15未満 ➡ **G5**

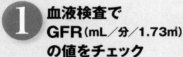 尿検査で尿の状態をチェック

糖尿病がある場合

☑アルブミン尿なし（30㎎／日 未満）➡ **A1**

☑微量アルブミン尿（30～299㎎／日）➡ **A2**

☑顕性アルブミン尿（300㎎／日以上）➡ **A3**

糖尿病がない場合

☑たんぱく尿（0.15g／日 未満）➡ **A1**

☑軽度たんぱく尿（0.15～0.49g／日）➡ **A2**

☑高度たんぱく尿（0.50g／日以上）➡ **A3**

CKDをほうっておくと、いずれは腎臓の機能が著しく低下した「腎不全」の状態になります。

特に、糸球体の濾過機能を示すGFRの値が15未満の状態を「末期腎不全」といいます。末期腎不全にいたると、人工的に血液を濾過する「透析療法」や健康な

腎臓を移植する「腎移植」が必要です。

また、CKDの患者さんは、動脈硬化が進行しやすい傾向があります。動脈硬化が進行すると、「心筋梗塞」「心不全」「脳卒中」といった、命に関わる心血管疾患を起こすリスクが高くなります。

CKDの患者さんは、**末期腎不全にいた**

❷のチェックでわかる

	軽 ← たんぱく尿の程度 → 重		
❶のチェックでわかる	**A1**	**A2**	**A3**
軽 ↑ 腎機能低下の程度 ↓ 重 **G1**	低	軽	中
G2	低	軽	中
G3a	軽	中	高
G3b	中	高	高
G4	高	高	高
G5	高	高	高

チェック結果

| 低 | → | 軽 | → | 中 | → | 高 |

の順に心筋梗塞や
脳卒中のリスクが高くなる

「低」の人は、現在はCKDには該当しないが、CKDの発症リスクが非常に高いため、生活習慣の改善（→P8）は必要となる。

るリスクより、**心血管疾患で命を落としてしまう危険性のほうが高い**ことがわかっています。心血管疾患の予防は、CKD治療の重要な目的の1つです。

■**進行しても症状は現れにくい**

　こういったリスクを防ぐためにも、い

ち早く治療を開始することが重要です。CKDには、自覚症状がほとんどないため、**まずは尿検査や血液検査でわかる数値から、CKDの重症度を判定**します。

　そして、CKDの原因となった病気の治療を行うとともに、重症度に応じた対策を行っていきます。

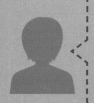

慢性腎臓病を
これ以上悪化させないためには、
どうしたらいい ？

A 食生活の改善に取り組み、肥満や高血圧を解消します。重症度に応じて、より厳格な食事制限が必要です。

重症度別 症状の特徴&悪化させない対策

GFRのステージが

G1 G2 の場合

 特徴

腎機能は正常で、ほとんどの場合症状なし

GFRがG1・G2で、尿たんぱくの数値に異常が現れているA2、A3の場合は、CKDの危険因子（→P5）をもっていることが多いが、症状はほとんどない。

ここで食い止めるには?

☑ 肥満を改善する

肥満は、単独でCKDの危険因子になるだけでなく、CKDの原因となる生活習慣病を招くため、標準体重（→P12）に近づける。

☑ 禁煙する

喫煙は動脈硬化を進行させるため、CKDの進行を防ぐには、禁煙が不可欠だ。

☑ 生活習慣病の治療を受ける

腎機能低下の原因となる「高血圧」「糖尿病」「脂質異常症」などの生活習慣病がある場合は、腎臓の負担を減らすため、直ちに治療を行う。生活習慣病の治療は、食生活の改善が第一で、必要に応じて、薬物治療が行われる。

　腎機能を低下させる原因のなかには、加齢や、原因不明で起こる腎臓の病気など、予防が難しいものもあります。

　しかし、CKDの患者さんの多くにみられる高血圧や糖尿病などの生活習慣病や肥満といった危険因子は、生活習慣を見直すことで改善できます。GFRの値が**G1〜G3の場合は、食生活の改善や肥満の解消、禁煙などでCKDの進行を防ぐことができる**のです。生活改善を続けていけば、腎機能の改善も期待できます。

　初期の段階で気付くことができれば、

GFRのステージが

G3a G3b の場合

特徴

腎機能が低下し始め、
貧血やむくみなどが起こることも

CKDの患者さんのなかで最も多いのが、G3aとG3bの段階。加齢によって腎機能が低下した人の多くは、この段階に当てはまる。貧血やむくみを感じる人が出てくるが、全く現れない場合のほうが多い。

ここで食い止めるには？

G1〜G2の対策も行いながら

☑ たんぱく質を制限する

たんぱく質を多量に摂取すると腎臓の負担が大きくなるため、腎機能が低下し始めているG3a以上の段階では、担当医や管理栄養士の指導のもと、たんぱく質の摂取量を制限する（→P13）。

☑ 貧血などの症状を和らげる

腎臓でつくられる「造血ホルモン（→P4）」が不足するため、貧血になったり、水分の排泄が不十分になってむくみが起こりやすくなったりする。これらの症状が強い場合は、貧血やむくみを改善する薬で治療を。

GFRのステージが

G4 以上の場合

特徴

腎機能の低下が進行し、体内の
老廃物を十分に排泄できない

ステージG4にいたるとCKDが急激に進行しやすいので、より厳格にたんぱく質を制限し、必要に応じてカリウムやリンも制限する。老廃物や水分の排泄が不十分になるため、むくみや倦怠感といった症状が現れやすい。

これ以上悪化させないためには？

G1〜G3の対策も行いながら

☑ 腎臓専門医の指導のもと、
より厳格に
生活改善に取り組む

腎機能の低下が進行したこの段階では、腎臓の専門医による診察が必要になる。CKDの原因を探り、改善するとともに、さらに進行した場合の透析療法なども検討し始める。

その分、腎機能が回復する可能性も高くなりますが、CKDは自覚症状が現れにくいので、注意が必要です。「末期腎不全」にあたるステージG5（→P7）でも、自覚症状がほとんどないこともあるのです。

自覚症状がないからといってほうっておくと、気付いたときにはかなり症状が進行していることもあります。CKDと診断された場合は、医師の指導のもと、生活改善と重症度に応じた対策を必ず行うことが大切です。

腎臓を守るために、ふだんの生活で 心がけることは ？

A 腎臓に負担をかける食生活を改善し、適度な運動や禁煙、節酒を心がけましょう。

腎臓をいたわる生活のポイント

ポイント 1 食生活を改善する

- ●適正摂取エネルギー量を守る
- ●塩分を控える
- ●たんぱく質のとり過ぎを防ぐ

➡詳しくはP12〜13へ

肥満を予防・改善するために、1日に必要な適正エネルギー量を守り、高血圧を防ぐために減塩する。たんぱく質のとり過ぎを防ぐことで、腎臓の濾過（ろか）の負担を軽くできる。

ポイント 2 無理のない範囲で運動する

運動の目安 1日1時間のウオーキングを週に2〜3回

適度な運動を行うことで、腎臓の濾過機能の回復やたんぱく尿の改善が期待できる。肥満や糖尿病の改善にも効果的だ。特別な道具が必要ないウオーキングがおすすめで、軽く息が弾む程度の速さで行う。

ポイント 3 生活習慣病の治療に積極的に取り組む

血圧目標値 130／80mmHg以下

血糖目標値 HbA1c7%未満（国際標準値）

LDLコレステロール目標値 100〜120mg/dL未満

血圧、血糖値、LDLコレステロールが上記の数字を超えている場合は、医師の指導のもとで生活改善や薬物療法を行う。

ポイント 4 腎臓を傷める生活習慣を改める

禁煙　　十分な睡眠　　節酒 ➡適量はP115

動脈硬化を進行させる喫煙はやめる。睡眠不足や多量の飲酒は血圧が上がる原因になる。39〜41度のぬるめのお湯に3〜5分間程度、2〜3回に分けて入浴するのもおすすめ。血流がよくなり、リラックス効果もある。

悪化を見落とさない！ 慢性腎臓病の症状チェック

- ☑ いつもより尿の回数が多い、または少ない
- ☑ 尿が泡立つ
- ☑ むくみやすい
- ☑ 全身に強いかゆみがある
- ☑ 食欲がない
- ☑ アンモニアのような口臭がある
- ☑ 尿の量が多く（少なく）なったと感じる

- ☑ 貧血がある
- ☑ 全身がだるい
- ☑ 目が充血する
- ☑ 下痢や吐き気が起こる

これらの症状は、腎機能の低下によって現れる。今までと違う変化を感じたら、担当医に伝える。特に、赤文字のチェック項目に当てはまる場合は、血液中の老廃物が十分に濾過されないために起こる「尿毒症」の可能性があるので、必ず医師に相談する。

CKDの進行を防ぐためには、その原因となる生活習慣病を改善することが重要です。それには、積極的に生活改善に取り組む必要があります。

■CKDの危険因子を取り除く

まず行うのは、食生活の改善です。**肥満がある人は、摂取エネルギー量を適量にして、肥満を解消**します。

高血圧を改善するためには、減塩が大切です。塩分をとり過ぎると、心臓から送り出される血液の量（心拍出量）が増えたり、のどが渇いて水分摂取量が増えたりします。すると、腎臓の負担が大き

くなるため、**血圧に異常がない人も減塩は必要**です。

たんぱく質は、消化・吸収の後に老廃物となり排泄されます。しかし、とり過ぎると、濾過の役割を果たす腎臓の負担になるので、腎機能低下の程度によっては、制限が必要になることもあります。

以前は、CKDの患者さんは、安静第一といわれていました。しかし、今日では、**適度な運動は生活習慣病の改善だけでなく、腎機能の回復にも有効である**ことがわかっています。積極的に取り組みましょう。ただし、無理は禁物です。必ず担当医の許可を得たうえで行ってください。

食生活の改善 では、どんなことを実践するの？

 まずは、「エネルギー」「たんぱく質」「塩分」の3つを適切な摂取量にします。

適切な摂取量を計算してみよう

1 1日に必要なエネルギー量を把握して肥満を防ぐ

適正摂取エネルギー量の求め方

❶ 標準（目標）体重を求める

身長 ☐ m × 身長 ☐ m × 22 ＝ 標準体重 ☐ kg

❷ 標準（目標）体重1kgあたりの推奨摂取エネルギー量を求める

● BMI（体重(kg)÷[身長(m)×身長(m)]）が25以上（肥満）の人＝20～25kcal
● 糖尿病のある人、デスクワークが多い人、主婦＝25～30kcal
● 接客業や外回りなどの立ち仕事が多い人＝30～35kcal
● 農作業や建設作業などの力仕事が多い人＝35kcal以上

❸ 1日あたりの適正な摂取エネルギー量を求める

標準体重（❶）☐ kg × 標準体重1kgあたりの推奨摂取エネルギー量（❷）☐ kcal ＝ 適正摂取エネルギー量 ☐ kcal

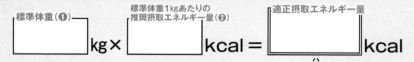

1食あたりの適正摂取エネルギー量を求める

下2ケタを切り捨てた適正摂取エネルギー量 ☐ kcal ÷ 3 ＝ ☐ kcal

均等に3で割り切れない場合は、昼食と夕食のエネルギー量を朝食より少し多めにする。

2 たんぱく質の摂取量を守って、腎臓の負担を減らす

ステージに応じたたんぱく質の摂取量

- G1 G2 の場合………極端にとり過ぎないようにする

- G3a G3b の場合…… 標準体重 [　] kg× 0.8〜1.0 = 1日の たんぱく質摂取量 [　] g
  （体重1kgあたりのたんぱく質量）

- G4 G5 の場合……… 標準体重 [　] kg× 0.6〜0.8 = 1日の たんぱく質摂取量 [　] g
  （体重1kgあたりのたんぱく質量）

病状に合わせて担当医や管理栄養士が標準体重1kgあたりの1日にとるたんぱく質量を決定する。上記の計算式に当てはめ、1日のたんぱく質摂取量を求める。

3で割ると、1食あたりのたんぱく質量の目安がわかる。

3 減塩して、腎臓を傷つける高血圧を予防する

1日の食塩摂取量 ＝ 6g未満

ナトリウム表示の場合は計算が必要

ナトリウム量 [　] mg×2.54÷1,000 = 食塩相当量 [　] g

成分表示に「ナトリウム量」とある場合は、左の計算で塩分量を求める。ナトリウム量と塩分量は異なるので気をつける。

標準体重を超えている人は、摂取エネルギー量を減らして肥満を改善する必要があります。**主食、主菜、副菜の割合が変わらないよう、まんべんなく、少しずつ食べる量を減らす**と、栄養バランスを崩さずにエネルギー量を抑えられます。

腎臓の負担を減らすために、たんぱく質の制限が必要になることがあります。成功のコツは、**食品に含まれるおおよそのたんぱく質量を把握する**こと。すると「たんぱく質が多い食品は、食べる量を今までの3分の2にする」といった調整がしやすくなります。

食塩摂取量の目安は1日6g未満ですが、日本人は成人男性で平均10.9g、女性で9.3g*も摂取しているため、減塩を心がけましょう。**塩分を含まないだしや香辛料を調理に取り入れる**のがおすすめです。

*厚生労働省「令和元年 国民健康・栄養調査」より

① 血液中のカリウム濃度が5.0mEq/dL以上のときは、カリウムを制限する

1日のカリウム摂取量 ＝ 1,500mg 以下

> **カリウムを多く含む食品**
> ●果物(特にアボカド、バナナ、メロン、夏みかん など)
> ●生野菜 ●肉 ●魚

血液中のカリウム量が5.0mEq/dL以上の状態を高カリウム血症という。進行すると、口のしびれや脱力感、不整脈が起こり、命にかかわることもあるため、カリウムの摂取を抑える。

② 血液中のリンが5.0mg/dL以上のときは、リンの摂取を控える

1日のリン摂取量 ＝ 700mg 以下

> **リンを多く含む食品**
> ●牛乳、乳製品 ●魚の干物、小魚 ●卵黄 など

血液中のリンの値が高すぎる高リン血症になると、カルシウムが不足し、骨がもろくなったり、骨粗鬆症が起こりやすくなったりする。

③ 尿酸値が7.0mg/dL以上のときは、プリン体の摂取量を抑えて高尿酸血症を防ぐ

1日のプリン体摂取量 ＝ 400mg 程度

> **プリン体を多く含む食品**
> ●レバー ●魚の干物 ●白子 など

プリン体は、体内で尿酸という老廃物をつくる。尿酸の血中濃度が高い高尿酸血症になると、尿酸の結晶が腎臓に沈着して炎症が起こり、関節炎(痛風)が起こることもある。

野菜のカリウム量を減らす工夫

●野菜を水にさらす
➡葉野菜のカリウムを減らすのに有効

水にさらす時間	20〜30分
水の量	野菜の5〜10倍
水を変える回数	2回
カリウム減少率	10〜30%

●野菜をゆでこぼす
➡葉野菜だけでなく根菜類のカリウムも減らせる

	葉野菜	根菜類
ゆでこぼす時間	3〜5分	10〜15分
お湯の量	野菜の10〜20倍	
カリウム減少率	30〜50%	10〜20%

1食で何をどれくらい食べられる?

主 菜

たんぱく質 6〜8g

- ●豚ロース肉なら……とんかつ用1/2枚弱(40g)
- ●アジなら……1/2尾(34g)
- ●鶏卵なら……M玉1個(50g)
- ●木綿豆腐なら……1/4丁(75g)

1日のたんぱく質摂取量が
40g未満の場合

**1食あたり、
たんぱく質13g
が目安**

主 食

たんぱく質 4〜5g

- ●白米ごはんなら……茶わん1杯(180g)
- ●食パンなら……8枚切り1枚(45g)

副 菜

たんぱく質 1〜2g

- ●ほうれん草なら……2株(60g)
- ●じゃがいもなら……男爵いも1/2個(68g)
- ●ぶなしめじなら……1/2パック(50g)

汁 物

塩分が高くなるので、
基本的に食べない。

たんぱく質量を抑えると、エネルギー量が不足してしまう場合は、間食でエネルギーを補うとよい。また、具材たっぷりの中華丼や野菜タンメンといった丼ものや麺類は、1品で主食、主菜、副菜になる。

　1日にとれるエネルギー量やたんぱく質量がわかったら、実際に、何をどれくらい食べられるのかを見ていきましょう。

　1日のたんぱく質の摂取量が40g未満に制限されている場合、1食でとれるたんぱく質はおよそ13gです。まずは、主食の量を固定すると、計算しやすくなります。**ごはんなら茶碗1杯、食パンなら8枚切り1枚を目安とし、13gから主食のたんぱく質を差し引いた分のたんぱく質を、主菜と副菜からとります。**"主菜の肉や魚をもう少し食べたい"というときには、主菜でとるたんぱく質量を増やす代わりに、副菜はたんぱく質をほとんど含まない野菜や海藻のメニューにするといった工夫をするとよいでしょう。

食品成分表を使いこなそう！

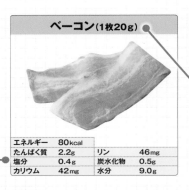

ベーコン（1枚20g）

エネルギー	80kcal		
たんぱく質	2.2g	リン	46mg
塩分	0.4g	炭水化物	0.5g
カリウム	42mg	水分	9.0g

よく食べる食品
成分表の見方（➡P20〜125）

●わかりやすい目安量で食品を紹介

肉なら "スライス1枚"、1尾では食べない魚なら "1切れ" といったように、身近な量で紹介しています。写真と対応しているので、目安量がひと目でわかります。

●目安量あたりの栄養成分をチェック

写真の目安量あたりの栄養成分を表示。数値は、文部科学省「日本食品標準成分表2020年版（八訂）」に準拠し、表示桁の1つ下の位を四捨五入した値。成分が全く含まれていない、もしくは最小記載量の1/10未満の場合は「0」、1/10以上5/10未満は「微量」と記載。一部、八訂に記載のない

食品は、一般的な市販品の栄養成分です。測定値のない項目は、「-」と表記しています。また、たんぱく質は「アミノ酸組成によるたんぱく質」（測定値がない場合は「たんぱく質」の数値を＊印で表示）、炭水化物は「差引き法による利用可能炭水化物」の数値です。

加熱調理による栄養成分の変化

あしたば（1/3束） 他の栄養成分は P.76参照

	生だと	ゆでると
重量	60g	60g
エネルギー	18kcal	17kcal
たんぱく質	1.4g	1.3g
カリウム	324mg	234mg

アスパラガス（1本） 他の栄養成分は P.76参照

	生だと	ゆでると
重量	20g	19g
エネルギー	4kcal	5kcal
たんぱく質	0.4g	0.3g
カリウム	54mg	49mg

オクラ（1本・可食部） 他の栄養成分は P.77参照

かぼちゃ（1/16個可食部） 他の栄養成分は P.77参照

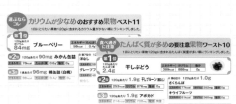

●調理したときの栄養成分の変化がわかる

「焼く」「ゆでる」といった加熱調理をすると、カリウムが減ったり、肉や魚の脂が溶け出してエネルギーが減ったりすることも。生の状態と比べて栄養成分がどのくらい変化しているかをチェックできます。

●要注意＆おすすめの食品が早わかり

食品のカテゴリごとに、たんぱく質やカリウムが多めの要注意食品、反対に比較的少ないおすすめ食品をランキング形式で紹介。"果物は生より缶詰のほうがカリウムが少ない" というように、食材選びに役立ちます。

本書は、「自炊の食品選びで」「外食で」「コンビニやスーパーのお弁当などを買って食べる中食で」と、さまざまなシーンで活用できます。大きく、「よく食べる食品の栄養成分表（P20〜125）」「外食メニュー（P130〜140）」「コンビニ弁当・お惣菜（P141〜147）」に分かれているので、それぞれの見方、活用法を紹介します。

外食メニュー
成分表の見方（➡P130〜140）

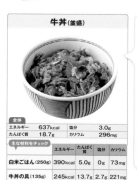

牛丼（並盛）

全体			
エネルギー	637kcal	塩分	3.0g
たんぱく質	18.7g	カリウム	296mg

主な材料をチェック

	エネルギー	たんぱく質	塩分	カリウム
白米ごはん(250g)	390kcal	5.0g	0g	73mg
牛丼の具(135g)	245kcal	13.7g	2.7g	221mg
紅しょうが(10g)	2kcal	0g	0.3g	2mg

食べ方の工夫

サイドメニューはサラダにす

牛肉をたっぷり使う牛丼は、たんぱく質が多くなります。外食チェーンでは卵のトッピングが人気ですが、たんぱく質量がオーバーしてしまうので、おすすめできません。また、牛肉に煮汁がしっかりとしみ込み、塩分も多めなので、みそ汁もNGです。セットでついてきた場合も、汁物や漬物、紅しょうがは残すようにしましょう。牛丼のつゆは、少なめにしてもらうよう注文時に伝えます。

おすすめは、野菜サラダです。野菜にはほとんど塩は含まれないので、安心です。ドレッシングを控えめにして食べましょう。**牛丼単品では不足しがちな食物繊維やビタミンを補うこともできます**。ごぼうサラダやポテトサラダと組み合わせるときは、牛丼は小盛りにしましょう。

●好きなメニューを、腎臓にやさしく食べるコツ

外食メニューは、どうしてもエネルギー量やたんぱく質量、塩分量が多くなってしまうので、それらのとり過ぎを防ぐために、食べ方のアドバイスを紹介しています。

●全体の栄養成分と、食材ごとの栄養成分をチェックできる

一般的な材料で作られた1食分の栄養成分と、主な材料の栄養成分を表示しています。主な材料の栄養成分をチェックすることで、"たんぱく質を多く含む具材だけを少し残す"といった工夫ができます。

コンビニ弁当・お惣菜
成分表の見方（➡P141〜147）

食べ方の工夫

紅しょうがは残して、野菜を補う

ソース焼きそばは、ほかの麺類やお弁当と比べてたんぱく質が少なめです。ただ、野菜も少ないので、卵やツナといったたんぱく質の多い食品が入っていない野菜サラダを追加するのがおすすめです。

トッピングで紅しょうがが入っていることが多いですが、紅しょうがは塩分が多いので、食べずに残しましょう。

あんかけ焼きそばの場合は、「あん」によって塩分が多くなるので、あんを残して減塩します。

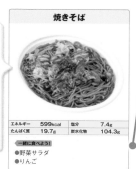

焼きそば

エネルギー	599kcal	塩分	7.4g
たんぱく質	19.7g	炭水化物	104.3g

一緒に食べよう！
- ●野菜サラダ
- ●りんご

●栄養バランスをよくする組み合わせ例を紹介

コンビニやスーパーなどで手に入る、一般的なお弁当やお惣菜の栄養成分をチェックできます。単品では栄養バランスがかたよりがちなので、一緒に組み合わせて食べたいおすすめの食品をあわせて紹介しています。

17

腎臓専門医からみなさんへ

　現在、「慢性腎臓病（CKD）」の患者数は、成人の8人に1人にあたる1,330万人にものぼるとされ、新たな「国民病」といわれています。適切な治療を行わなければ、末期腎不全に進行し「透析療法」や「腎移植」が必要になったり、「脳卒中」や「心筋梗塞」といった心血管疾患を起こすリスクが高くなるため、CKDの対策・治療が重要視されています。

　CKDの進行を予防するうえで欠かせないのが、食事のコントロールです。エネルギーや塩分の摂取量を適切にするのが基本ですが、CKDでは必要に応じてたんぱく質やカリウム、リンなどの摂取を控える必要があります。

　今日では、市販品の成分表示が義務づけられたとはいえ、カリウムやリンまでは表示されていないことが多いのが現状です。本書では、日常でよく使う食品556品について、CKDの患者さんにとって特に重要な「エネルギー」「たんぱく質」「塩分」「カリウム」「リン」「炭水化物」「水分」の含有量を掲載しています。食品ごとに、肉なら"薄切り1枚"、魚なら"1尾"といった身近な量で示しました。また、本書は『日本食品標準成分表　2020年版（八訂）』に対応しています。

　いくら厳密な食事管理が必要とはいえ、1日3食、毎日自炊というのは、現実的にはなかなか難しいものです。そこで、本書では外食メニューやコンビニ弁当、お惣菜などの栄養成分や食べ方のアドバイスも紹介しています。

　CKDの患者さんやそのご家族は、医師や管理栄養士の指導のもと、積極的に食事のコントロールに取り組んでいる方がたくさんいらっしゃいます。そんな方々の日々の食事に、本書をお役立ていただければ幸いです。

　また、本書の刊行にご協力いただいた大崎時糸子さんはじめ、松和会グループ栄養士部会のみなさんにお礼申し上げます。

2021年　秋　都庁舎を眺めつつ

医療法人社団 松和会 理事長・順天堂大学 名誉教授

富野 康日己

PART 1

ひと目で
よくわかる

食品の栄養成分

よく食べる食品の
栄養成分を調べよう

　PART 1では、一律の分量ではなく、切り身の魚は"1切れ"、アスパラなどの野菜は"1本"、ほうれん草などの葉野菜は"1束"、調味料は"大さじ1杯"など、食品に応じて身近な量で栄養成分を示しています。そのため、例えば「ピーマン100gの栄養成分から、1個分約30gの栄養成分を計算して求める」といった必要がなく、知りたい分量の栄養成分がひと目でわかります。

肉

日々の食事で主に主菜となる肉は、良質なたんぱく質を多く含む食材です。たんぱく質は、筋肉や血液の材料となる大切な栄養素ですが、とり過ぎは腎臓に負担をかけるので、慢性腎臓病の悪化を防ぐには1日に45〜60gが目安です。肉の種類や部位によってもたんぱく質の含有量は異なるので、たんぱく質が多い部位、少ない部位を知っておきましょう。

牛ヒレ肉（ステーキ用1枚80g）

国産牛

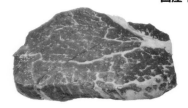

エネルギー	142kcal		
たんぱく質	14.2g	リン	160mg
塩分	0.1g	炭水化物	3.0g
カリウム	304mg	水分	53.8g

牛すじ・ゆで（おでん約2串分30g）

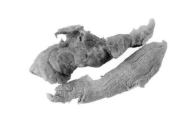

エネルギー	46kcal		
たんぱく質	8.5g*	リン	7mg
塩分	0.1g	炭水化物	0.2g
カリウム	6mg	水分	20.0g

牛タン（薄切り4枚40g）

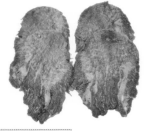

エネルギー	127kcal		
たんぱく質	4.9g	リン	52mg
塩分	0.1g	炭水化物	1.3g
カリウム	92mg	水分	21.6g

牛レバー（薄切り1枚20g）

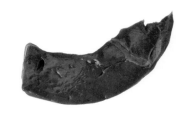

エネルギー	24kcal		
たんぱく質	3.5g	リン	66mg
塩分	0g	炭水化物	1.5g
カリウム	60mg	水分	14.3g

　＊「アミノ酸組成によるたんぱく質」ではなく「たんぱく質」の数値で計算しています。

👉 point 赤身の多い**輸入牛**よりも、脂肪を含む**国産牛**のほうがたんぱく質が少なめです。国産牛のなかでも「黒毛和種」「褐毛和種」「日本短角種」「無角和種」の4種類を**和牛**といい、たんぱく質が最も少なくなります。

牛サーロイン（ステーキ用1枚100g）

脂身つき

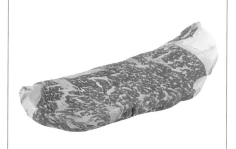

	和牛	国産牛	輸入牛
エネルギー	460kcal	313kcal	273kcal
たんぱく質	10.2g	14.0g	14.7g
塩分	0.1g	0.1g	0.1g
カリウム	180mg	270mg	290mg
リン	100mg	150mg	150mg
炭水化物	4.9g	4.1g	5.4g
水分	40.0g	54.4g	57.7g

牛肩ロース肉（すきやき用1枚35g）

皮下脂肪なし

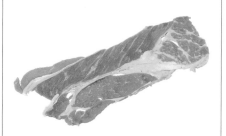

	和牛	国産牛	輸入牛
エネルギー	131kcal	100kcal	77kcal
たんぱく質	4.2g	4.9g	5.3g
塩分	0g	0.1g	0g
カリウム	74mg	95mg	105mg
リン	42mg	49mg	53mg
炭水化物	1.6g	1.5g	1.6g
水分	17.0g	20.1g	22.4g

牛バラ肉（薄切り1枚15g）

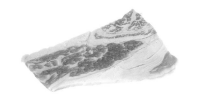

	和牛	国産牛	輸入牛
エネルギー	71kcal	57kcal	51kcal
たんぱく質	1.4g	1.7g	2.2g*
塩分	0g	0g	0g
カリウム	24mg	29mg	35mg
リン	13mg	17mg	20mg
炭水化物	0.9g	0.5g	0.3g
水分	5.8g	7.1g	7.8g

牛もも肉（薄切り1枚18g）

皮下脂肪なし

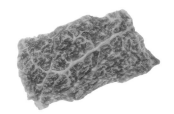

加熱した場合の栄養成分
➡ P25

	和牛	国産牛	輸入牛
エネルギー	38kcal	30kcal	24kcal
たんぱく質	3.1g	3.1g	3.1g
塩分	0g	0g	0g
カリウム	59mg	61mg	58mg
リン	31mg	34mg	31mg
炭水化物	0.8g	0.8g	0.6g
水分	11.4g	12.3g	13.1g

豚肩ロース肉（薄切り1枚22g）

皮下脂肪なし

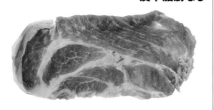

エネルギー	47kcal		
たんぱく質	3.3g	リン	37mg
塩分	0g	炭水化物	0.8g
カリウム	68mg	水分	14.3g

豚バラ肉（薄切り1枚15g）

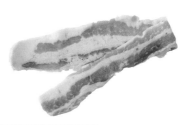

エネルギー	55kcal		
たんぱく質	1.9g	リン	20mg
塩分	0g	炭水化物	0.3g
カリウム	36mg	水分	7.4g

豚ヒレ肉（ヒレかつ用1枚30g）

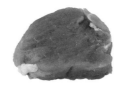

エネルギー	35kcal		
たんぱく質	5.6g	リン	69mg
塩分	0g	炭水化物	1.1g
カリウム	129mg	水分	22.0g

豚もも肉（薄切り1枚16g）

脂身つき

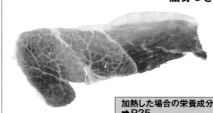

加熱した場合の栄養成分
➡P25

エネルギー	27kcal		
たんぱく質	2.7g	リン	32mg
塩分	0g	炭水化物	0.7g
カリウム	56mg	水分	10.9g

豚ロース肉（とんかつ用1枚100g）

脂身つき

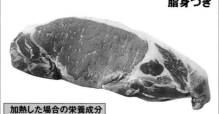

加熱した場合の栄養成分
➡P25

エネルギー	248kcal		
たんぱく質	17.2g	リン	180mg
塩分	0.1g	炭水化物	3.0g
カリウム	310mg	水分	60.4g

豚レバー （薄切り1枚17g）

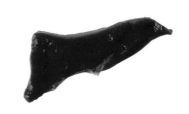

エネルギー	19kcal		
たんぱく質	2.9g	リン	58mg
塩分	0g	炭水化物	1.2g
カリウム	49mg	水分	12.2g

- **豚ヒレ肉**などのかたまり肉は、包丁などでたたいて薄く伸ばすと見た目のボリューム感がアップします。
- **鶏胸肉**や**鶏もも肉**は、皮つきを選ぶと、たんぱく質量が抑えられ、比較的多く食べることができます。

鶏胸肉・若鶏（1/2枚100g）

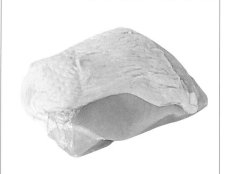

	皮つき	皮なし
エネルギー	133kcal	105kcal
たんぱく質	17.3g	19.2g
塩分	0.1g	0.1g
カリウム	340mg	370mg
リン	200mg	220mg
炭水化物	3.6g	3.4g
水分	72.6g	74.6g

鶏もも肉・若鶏（1/2枚100g）

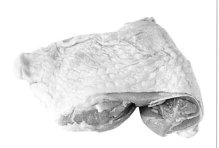

加熱した場合の栄養成分
→P25

	皮つき	皮なし
エネルギー	190kcal	113kcal
たんぱく質	17.0g	16.3g
塩分	0.2g	0.2g
カリウム	290mg	320mg
リン	170mg	190mg
炭水化物	0.1g	2.3g
水分	68.5g	76.1g

鶏ささみ・若鶏（1本50g）

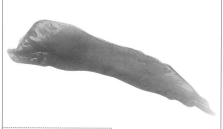

エネルギー	49kcal		
たんぱく質	9.9g	リン	120mg
塩分	0.1g	炭水化物	1.4g
カリウム	205mg	水分	37.5g

鶏手羽先（1本70g・可食部42g）

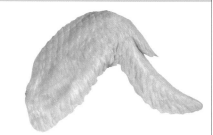

エネルギー	87kcal		
たんぱく質	6.8g	リン	59mg
塩分	0.1g	炭水化物	0g
カリウム	88mg	水分	28.2g

鶏手羽元（1本50g・可食部35g）

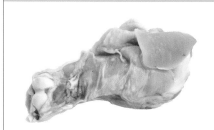

エネルギー	61kcal		
たんぱく質	5.8g	リン	53mg
塩分	0.1g	炭水化物	0.6g
カリウム	81mg	水分	24.1g

鶏軟骨（8個50g）

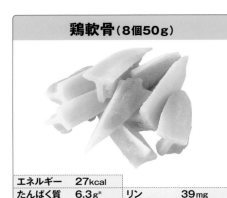

エネルギー	27kcal		
たんぱく質	6.3g*	リン	39mg
塩分	0.5g	炭水化物	0.3g
カリウム	85mg	水分	42.5g

鶏レバー（1個50g）

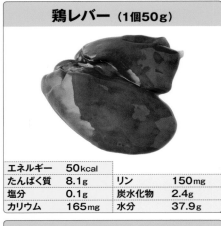

エネルギー	50kcal		
たんぱく質	8.1g	リン	150mg
塩分	0.1g	炭水化物	2.4g
カリウム	165mg	水分	37.9g

砂肝（1個30g）

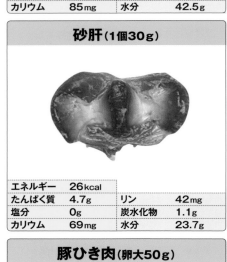

エネルギー	26kcal		
たんぱく質	4.7g	リン	42mg
塩分	0g	炭水化物	1.1g
カリウム	69mg	水分	23.7g

牛ひき肉（卵大50g）

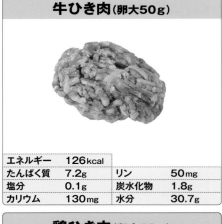

エネルギー	126kcal		
たんぱく質	7.2g	リン	50mg
塩分	0.1g	炭水化物	1.8g
カリウム	130mg	水分	30.7g

豚ひき肉（卵大50g）

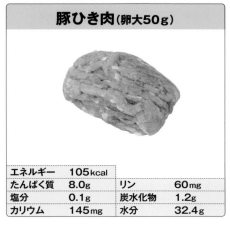

エネルギー	105kcal		
たんぱく質	8.0g	リン	60mg
塩分	0.1g	炭水化物	1.2g
カリウム	145mg	水分	32.4g

鶏ひき肉（卵大50g）

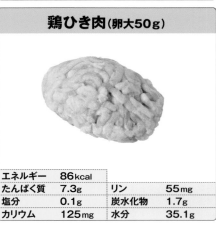

エネルギー	86kcal		
たんぱく質	7.3g	リン	55mg
塩分	0.1g	炭水化物	1.7g
カリウム	125mg	水分	35.1g

＊「アミノ酸組成によるたんぱく質」ではなく「たんぱく質」の数値で計算しています。

point **ひき肉**は脂身を多く含み、たんぱく質が少なめです。脂身は、調理すると旨味やコクが出やすく、薄めの味つけにしても、物足りなさを感じにくいので、ひき肉以外の肉も脂身つきを選びましょう。

合びき肉（卵大50g）

牛50%：豚50%

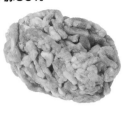

エネルギー	115kcal		
たんぱく質	7.6g	リン	55mg
塩分	0.1g	炭水化物	1.5g
カリウム	138mg	水分	31.6g

合がも肉（薄切り1枚15g）

皮つき

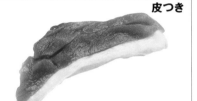

エネルギー	46kcal		
たんぱく質	1.9g	リン	20mg
塩分	0g	炭水化物	0.4g
カリウム	33mg	水分	8.4g

ラムロース肉（薄切り1枚20g）

脂身つき

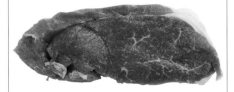

エネルギー	57kcal		
たんぱく質	2.7g	リン	28mg
塩分	0g	炭水化物	1.2g
カリウム	50mg	水分	11.3g

加熱調理による栄養成分の変化

代表的な3つの肉について、加熱すると
栄養成分がどう変化するか比較してみましょう。

牛もも肉（薄切り1枚）
〈皮下脂肪なし・国産牛〉

他の栄養成分はP.21参照

	生だと	焼くと	ゆでると
重量	18g	13g	12g
エネルギー	30kcal	30kcal	28kcal
たんぱく質	3.1g	3.0g	3.0g
カリウム	61mg	56mg	**26mg**

焼いても栄養成分は
ほぼ変わりませんが、ゆでると
カリウムが大幅に減ります。

35mg 減！

豚ロース肉（とんかつ用1枚）
〈脂身つき〉

他の栄養成分はP.22参照

	生だと	焼くと	ゆでると
重量	100g	72g	77g
エネルギー	248kcal	223kcal	230kcal
たんぱく質	17.2g	16.7g	16.7g
カリウム	310mg	288mg	**139mg**

たんぱく質は加熱しても
ほぼ変化しませんが、カリウム量は
大幅に減少します。

171mg 減！

鶏もも肉（1/2枚）
〈皮つき・若鶏〉

他の栄養成分はP.23参照

	生だと	焼くと	ゆでると
重量	100g	61g	70g
エネルギー	190kcal	134kcal	151kcal
たんぱく質	17.0g	16.1g	15.5g
カリウム	290mg	238mg	147mg

加熱することで、重量、エネルギー、
たんぱく質、カリウムともに減少します。

ベーコン（1枚20g）

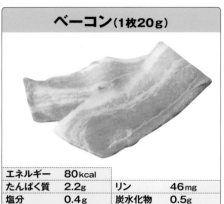

エネルギー	80kcal		
たんぱく質	2.2g	リン	46mg
塩分	0.4g	炭水化物	0.5g
カリウム	42mg	水分	9.0g

ショルダーベーコン（1枚分20g）

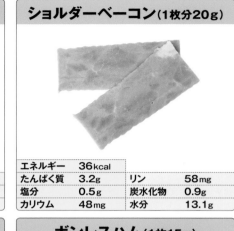

エネルギー	36kcal		
たんぱく質	3.2g	リン	58mg
塩分	0.5g	炭水化物	0.9g
カリウム	48mg	水分	13.1g

ロースハム（1枚15g）

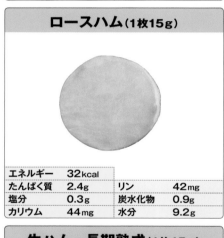

エネルギー	32kcal		
たんぱく質	2.4g	リン	42mg
塩分	0.3g	炭水化物	0.9g
カリウム	44mg	水分	9.2g

ボンレスハム（1枚15g）

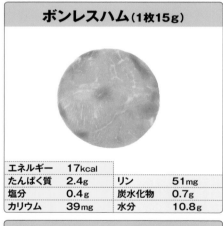

エネルギー	17kcal		
たんぱく質	2.4g	リン	51mg
塩分	0.4g	炭水化物	0.7g
カリウム	39mg	水分	10.8g

生ハム・長期熟成（1枚15g）

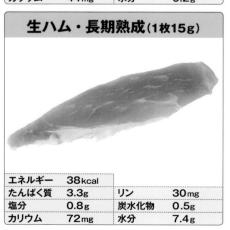

エネルギー	38kcal		
たんぱく質	3.3g	リン	30mg
塩分	0.8g	炭水化物	0.5g
カリウム	72mg	水分	7.4g

リオナソーセージ（1枚35g）

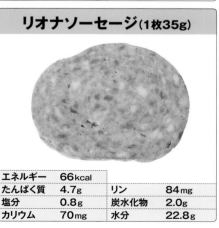

エネルギー	66kcal		
たんぱく質	4.7g	リン	84mg
塩分	0.8g	炭水化物	2.0g
カリウム	70mg	水分	22.8g

point 塩分が多い**肉の加工品**は、できるだけ控えたい食品です。食べる場合は、原則1日1食までにしましょう。最近は、減塩タイプの製品も増えてきたので、それらを利用するのもおすすめです。

ウインナーソーセージ（3本50g）

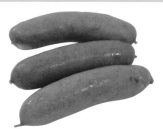

エネルギー	160kcal		
たんぱく質	5.3g	リン	100mg
塩分	1.0g	炭水化物	2.7g
カリウム	90mg	水分	26.2g

生ソーセージ（3本50g）

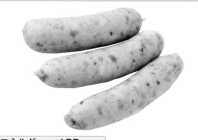

エネルギー	135kcal		
たんぱく質	6.1g	リン	70mg
塩分	0.9g	炭水化物	1.3g
カリウム	100mg	水分	29.3g

フランクフルトソーセージ（1本50g）

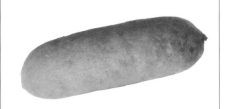

エネルギー	148kcal		
たんぱく質	5.5g	リン	85mg
塩分	1.0g	炭水化物	4.0g
カリウム	100mg	水分	27.0g

サラミソーセージ（薄切り5枚15g）

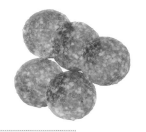

エネルギー	70kcal		
たんぱく質	3.5g	リン	38mg
塩分	0.7g	炭水化物	1.1g
カリウム	65mg	水分	3.5g

ボロニアソーセージ（1cm厚さ30g）

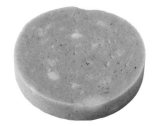

エネルギー	73kcal		
たんぱく質	3.3g	リン	63mg
塩分	0.6g	炭水化物	1.4g
カリウム	54mg	水分	18.3g

ローストビーフ（1枚10g）

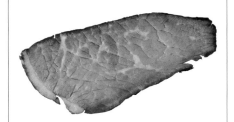

エネルギー	19kcal		
たんぱく質	1.9g	リン	20mg
塩分	0.1g	炭水化物	0.4g
カリウム	26mg	水分	6.4g

27

焼き豚（1枚15g）

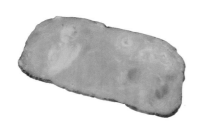

エネルギー	25kcal		
たんぱく質	2.4g	リン	39mg
塩分	0.4g	炭水化物	1.3g
カリウム	44mg	水分	9.6g

コンビーフ（1缶100g）

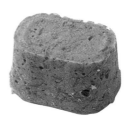

エネルギー	191kcal		
たんぱく質	18.1g	リン	120mg
塩分	1.8g	炭水化物	3.4g
カリウム	110mg	水分	63.4g

豚レバーペースト（大さじ1杯20g）

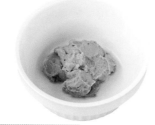

エネルギー	74kcal		
たんぱく質	2.2g	リン	52mg
塩分	0.4g	炭水化物	1.4g
カリウム	32mg	水分	9.2g

焼き鳥缶詰（50g）

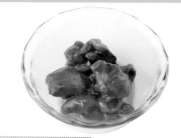

エネルギー	87kcal		
たんぱく質	7.8g	リン	38mg
塩分	1.1g	炭水化物	5.5g
カリウム	100mg	水分	31.4g

牛肉の大和煮缶詰（50g）

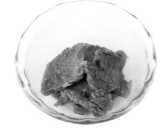

エネルギー	78kcal		
たんぱく質	8.7g	リン	55mg
塩分	0.9g	炭水化物	5.8g
カリウム	90mg	水分	32.2g

腎臓 を 守る コツ!

加工食品の塩分を活かして味つけを調整する

　ベーコンやハムなど肉の加工品を使うと、塩分が多くなります。これらを使うときには、**調味料の塩分を減らしましょう**。例えば、ベーコンエッグやハムエッグのときは、こしょうのみにします。炒め物にウインナーを入れるときは、塩を控えめに。加工品にしっかりと塩味がついているので、物足りなさは感じにくいはずです。

選ぶなら コレ たんぱく質が少なめのおすすめ肉 ベスト8

1食分の主菜でとってよいたんぱく質量の目安8gで、
どのくらい分量のお肉が食べられるのか、多い順にランキングしました。

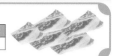

第1位

1食あたり
83g
食べられる!

牛バラ肉〈和牛〉

エネルギー	カリウム	塩分
392kcal	133mg	0.1g

第2位 1食あたり **78g**
牛サーロイン〈脂身つき・和牛〉

エネルギー	359kcal	カリウム	140mg	塩分	0.1g

第3位 1食あたり **76g**
ウインナーソーセージ

エネルギー	242kcal	カリウム	137mg	塩分	1.4g

●第4位● 1食あたり **73g**
フランクフルトソーセージ

エネルギー	215kcal	カリウム	146mg	塩分	1.4g

ボロニアソーセージ

エネルギー	177kcal	カリウム	131mg	塩分	1.5g

●第6位● 1食あたり **72g**
牛バラ肉〈国産牛〉

エネルギー	274kcal	カリウム	137mg	塩分	0.1g

●第7位● 1食あたり **71g**
ベーコン（バラ）

エネルギー	284kcal	カリウム	149mg	塩分	1.4g

●第8位● 1食あたり **68g**
牛肩ロース肉〈脂身つき・和牛〉

エネルギー	258kcal	カリウム	143mg	塩分	0.1g

食べ過ぎ に注意 たんぱく質が多めの要注意肉 ワースト7

おすすめ肉とは逆に、1食分の主菜でとってよいたんぱく質量の目安8gで
食べられる分量が少ない順のランキングです。

第1位

1食あたり
28g
しか食べられない!

牛すじ〈ゆで〉

エネルギー	カリウム	塩分
43kcal	5mg	0.1g

第2位 1食あたり **36g**
生ハム〈長期熟成〉

エネルギー	91kcal	カリウム	173mg	塩分	2.0g

第3位 1食あたり **40g**
鶏ささみ〈若鶏〉

エネルギー	39kcal	カリウム	164mg	塩分	0g

●第4位● 1食あたり **42g**
鶏むね肉〈皮なし・若鶏〉

エネルギー	44kcal	カリウム	134mg	塩分	0g

●第4位● 1食あたり **42g**
ローストビーフ

エネルギー	80kcal	カリウム	109mg	塩分	0.3g

●第6位● 1食あたり **43g**
豚ヒレ肉

エネルギー	51kcal	カリウム	46mg	塩分	0g

●第7位● 1食あたり **44g**
豚もも肉〈皮下脂肪なし〉

エネルギー	61kcal	カリウム	158mg	塩分	0g

魚 介 類

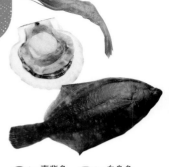

たんぱく源となる魚介類は、肉と並んで主菜となる食材です。慢性腎臓病の食事では、主菜に使う肉や魚、卵などの分量は1日の合計で45～60gが目安です。

調理が比較的簡単な肉ばかりにかたよらず、青背魚、白身魚、赤身魚をバランスよく食べるようにしましょう。動脈硬化の予防が期待できる良質な脂も含んでいます。

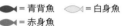

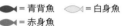 = 青背魚　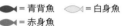 = 白身魚
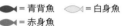 = 赤身魚

※魚は骨や頭などの廃棄部分が出るため、目安量となる重さと食べられる部分（可食部）の重さを示しています。なお、栄養成分は可食部の値です。

マアジ (皮つき・1尾150g・可食部68g)

加熱した場合の栄養成分
➡P42

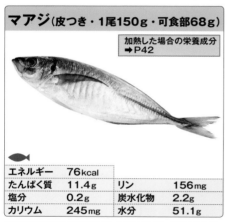

エネルギー	76kcal		
たんぱく質	11.4g	リン	156mg
塩分	0.2g	炭水化物	2.2g
カリウム	245mg	水分	51.1g

サワラ (1切れ100g)

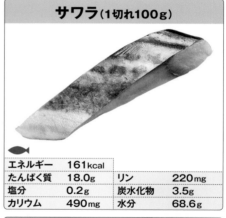

エネルギー	161kcal		
たんぱく質	18.0g	リン	220mg
塩分	0.2g	炭水化物	3.5g
カリウム	490mg	水分	68.6g

サンマ (皮つき・1尾150g・可食部98g)

加熱した場合の栄養成分
➡P42

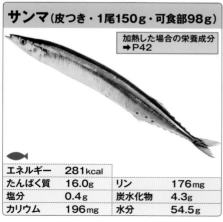

エネルギー	281kcal		
たんぱく質	16.0g	リン	176mg
塩分	0.4g	炭水化物	4.3g
カリウム	196mg	水分	54.5g

カラフトシシャモ・生干し (1尾20g)

加熱した場合の栄養成分
➡P43

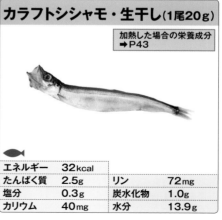

エネルギー	32kcal		
たんぱく質	2.5g	リン	72mg
塩分	0.3g	炭水化物	1.0g
カリウム	40mg	水分	13.9g

point 青背魚に多く含まれるEPA（エイコサペンタエン酸）やDHA（ドコサヘキサエン酸）という脂は、動脈硬化を予防し、腎臓を守る効果が期待できます。脂がのっている旬の時期に食べるのがおすすめです。

ニシン（小1尾150g・可食部83g）

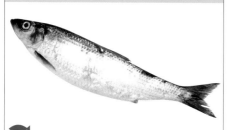

エネルギー	163kcal		
たんぱく質	12.3g	リン	199mg
塩分	0.2g	炭水化物	3.9g
カリウム	291mg	水分	54.9g

めざし（4尾80g・可食部68g）

加熱した場合の栄養成分
➡P43

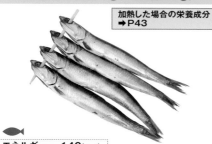

エネルギー	140kcal		
たんぱく質	10.3g	リン	129mg
塩分	1.9g	炭水化物	7.8g
カリウム	116mg	水分	40.1g

シメサバ（8切れ70g）

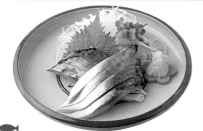

エネルギー	204kcal		
たんぱく質	12.3g	リン	112mg
塩分	1.1g	炭水化物	6.4g
カリウム	140mg	水分	35.4g

サバ（1切れ100g）

加熱した場合の栄養成分
➡P43

	マサバ	塩サバ	ゴマサバ
エネルギー	211kcal	263kcal	131kcal
たんぱく質	17.8g	22.8g	19.9g
塩分	0.3g	1.8g	0.2g
カリウム	330mg	300mg	420mg
リン	220mg	200mg	260mg
炭水化物	6.2g	6.3g	4.5g
水分	62.1g	52.1g	70.7g

マイワシ（1尾）

加熱した場合の栄養成分
➡P43

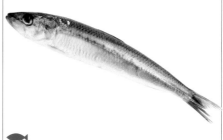

	生 （100g・可食部40g）	丸干し （20g・可食部17g）
エネルギー	62kcal	30kcal
たんぱく質	6.6g	4.6g
塩分	0.1g	0.6g
カリウム	108mg	80mg
リン	92mg	97mg
炭水化物	2.5g	1.3g
水分	27.6g	9.3g

アナゴ（1尾60g）

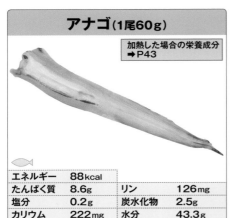

加熱した場合の栄養成分
➡P43

エネルギー	88kcal		
たんぱく質	8.6g	リン	126mg
塩分	0.2g	炭水化物	2.5g
カリウム	222mg	水分	43.3g

アマダイ（1尾300g・可食部150g）

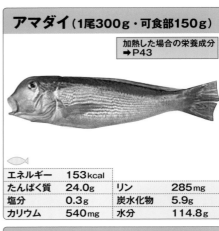

加熱した場合の栄養成分
➡P43

エネルギー	153kcal		
たんぱく質	24.0g	リン	285mg
塩分	0.3g	炭水化物	5.9g
カリウム	540mg	水分	114.8g

アユ・養殖（1尾80g・可食部40g）

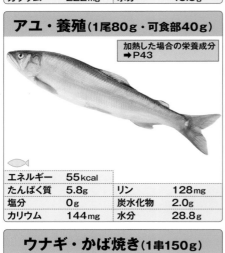

加熱した場合の栄養成分
➡P43

エネルギー	55kcal		
たんぱく質	5.8g	リン	128mg
塩分	0g	炭水化物	2.0g
カリウム	144mg	水分	28.8g

イサキ（1尾250g・可食部138g）

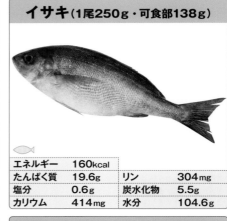

エネルギー	160kcal		
たんぱく質	19.6g	リン	304mg
塩分	0.6g	炭水化物	5.5g
カリウム	414mg	水分	104.6g

ウナギ・かば焼き（1串150g）

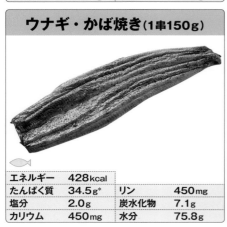

エネルギー	428kcal		
たんぱく質	34.5g*	リン	450mg
塩分	2.0g	炭水化物	7.1g
カリウム	450mg	水分	75.8g

カサゴ（1尾250g・可食部88g）

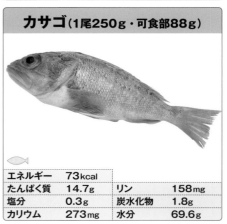

エネルギー	73kcal		
たんぱく質	14.7g	リン	158mg
塩分	0.3g	炭水化物	1.8g
カリウム	273mg	水分	69.6g

◖◀＝青背魚　◁＝白身魚　◀◖▶＝赤身魚
＊「アミノ酸組成によるたんぱく質」ではなく「たんぱく質」の数値で計算しています。

point 白身魚は高たんぱくで低カロリーな食材です。たんぱく質制限がある場合は、食べられる量が少ないので、エネルギーも不足しやすいですが、フライにすることで、ボリュームがアップし、エネルギーも確保できます。

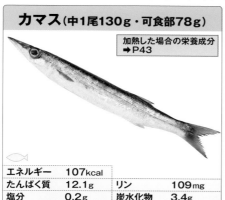

カマス（中1尾130g・可食部78g）

加熱した場合の栄養成分
➡P43

エネルギー	107kcal		
たんぱく質	12.1g	リン	109mg
塩分	0.2g	炭水化物	3.4g
カリウム	250mg	水分	56.7g

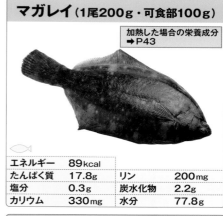

マガレイ（1尾200g・可食部100g）

加熱した場合の栄養成分
➡P43

エネルギー	89kcal		
たんぱく質	17.8g	リン	200mg
塩分	0.3g	炭水化物	2.2g
カリウム	330mg	水分	77.8g

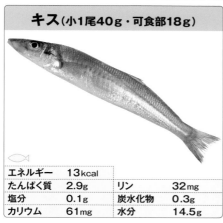

キス（小1尾40g・可食部18g）

エネルギー	13kcal		
たんぱく質	2.9g	リン	32mg
塩分	0.1g	炭水化物	0.3g
カリウム	61mg	水分	14.5g

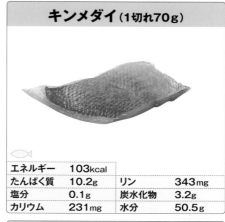

キンメダイ（1切れ70g）

エネルギー	103kcal		
たんぱく質	10.2g	リン	343mg
塩分	0.1g	炭水化物	3.2g
カリウム	231mg	水分	50.5g

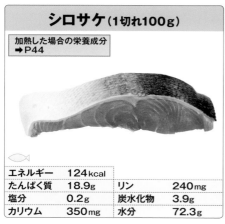

シロサケ（1切れ100g）

加熱した場合の栄養成分
➡P44

エネルギー	124kcal		
たんぱく質	18.9g	リン	240mg
塩分	0.2g	炭水化物	3.9g
カリウム	350mg	水分	72.3g

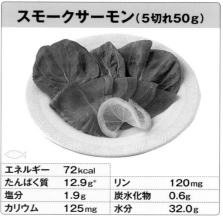

スモークサーモン（5切れ50g）

エネルギー	72kcal		
たんぱく質	12.9g*	リン	120mg
塩分	1.9g	炭水化物	0.6g
カリウム	125mg	水分	32.0g

＊「アミノ酸組成によるたんぱく質」ではなく「たんぱく質」の数値で計算しています。

スズキ（1切れ70g）

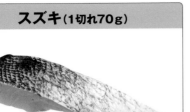

エネルギー	79kcal		
たんぱく質	11.5g	リン	147mg
塩分	0.1g	炭水化物	2.9g
カリウム	259mg	水分	52.4g

マダイ・養殖（1切れ75g）

加熱した場合の栄養成分
➡P43

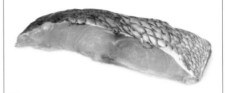

エネルギー	120kcal		
たんぱく質	13.6g	リン	180mg
塩分	0.1g	炭水化物	3.3g
カリウム	338mg	水分	51.4g

タチウオ（1切れ100g）

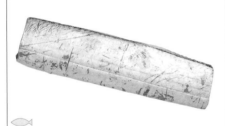

エネルギー	238kcal		
たんぱく質	14.6g	リン	180mg
塩分	0.2g	炭水化物	5.1g
カリウム	290mg	水分	61.6g

マダラ（1切れ100g）

加熱した場合の栄養成分
➡P44

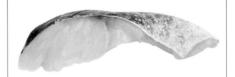

エネルギー	72kcal		
たんぱく質	14.2g	リン	230mg
塩分	0.3g	炭水化物	3.5g
カリウム	350mg	水分	80.9g

ヒラメ・養殖（1切れ80g）

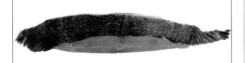

エネルギー	92kcal		
たんぱく質	15.2g	リン	192mg
塩分	0.1g	炭水化物	2.4g
カリウム	352mg	水分	59.0g

腎臓を守るコツ！

お刺身や焼き魚のしょうゆは、"かける"より"つける"

　しょうゆを直接かけると、必要以上に量が出て、ついつい塩分をとり過ぎてしまいます。そこで、しょうゆなどの調味料は小皿に出し、"つける"ことを習慣にしましょう。必要な量だけ使うことができます。

　焼き魚は、しょうゆをかける場合は振り塩をしない、振り塩をした場合はレモンを絞って食べるなどの工夫で減塩できます。

● ＝青背魚　　＝白身魚　　＝赤身魚

point
- 開き干しなどの**干物**は、塩分やリンが多い傾向があるので、生魚のほうがおすすめです。
- **塩ダラ**や**塩ザケ**などの加工品も高塩分なので、できるだけ加工していない生魚を選びましょう。

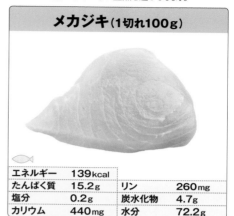

ホッケ・開き干し（半身171g・可食部111g）

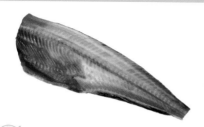

エネルギー	179kcal		
たんぱく質	20.0g	リン	366mg
塩分	2.0g	炭水化物	4.1g
カリウム	433mg	水分	74.4g

メカジキ（1切れ100g）

エネルギー	139kcal		
たんぱく質	15.2g	リン	260mg
塩分	0.2g	炭水化物	4.7g
カリウム	440mg	水分	72.2g

カツオ・春獲り（刺身3切れ40g）

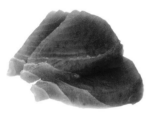

エネルギー	43kcal		
たんぱく質	8.2g	リン	112mg
塩分	0g	炭水化物	2.2g
カリウム	172mg	水分	28.9g

ブリ（1切れ80g）

加熱した場合の栄養成分
➡ P44

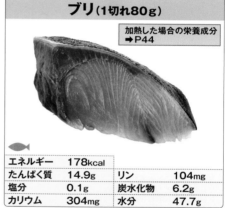

エネルギー	178kcal		
たんぱく質	14.9g	リン	104mg
塩分	0.1g	炭水化物	6.2g
カリウム	304mg	水分	47.7g

クロマグロ・赤身（刺身3切れ30g）

天然

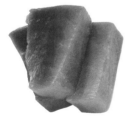

エネルギー	35kcal		
たんぱく質	6.7g	リン	81mg
塩分	0g	炭水化物	1.5g
カリウム	114mg	水分	21.1g

クロマグロ・トロ（刺身3切れ30g）

天然

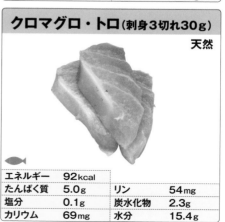

エネルギー	92kcal		
たんぱく質	5.0g	リン	54mg
塩分	0.1g	炭水化物	2.3g
カリウム	69mg	水分	15.4g

クルマエビ（1尾40g・可食部18g）

加熱した場合の栄養成分
➡P44

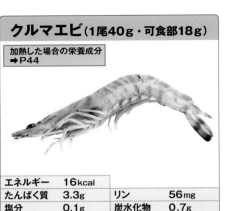

エネルギー	16kcal		
たんぱく質	3.3g	リン	56mg
塩分	0.1g	炭水化物	0.7g
カリウム	77mg	水分	13.7g

甘エビ（1尾20g・可食部7g）

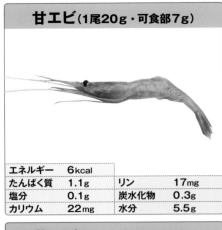

エネルギー	6kcal		
たんぱく質	1.1g	リン	17mg
塩分	0.1g	炭水化物	0.3g
カリウム	22mg	水分	5.5g

ブラックタイガー（無頭1尾17g・可食部14g）

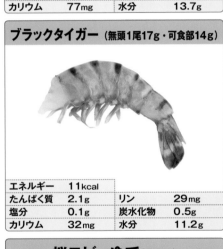

エネルギー	11kcal		
たんぱく質	2.1g	リン	29mg
塩分	0.1g	炭水化物	0.5g
カリウム	32mg	水分	11.2g

芝エビ（1尾10g・可食部5g）

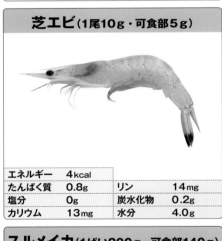

エネルギー	4kcal		
たんぱく質	0.8g	リン	14mg
塩分	0g	炭水化物	0.2g
カリウム	13mg	水分	4.0g

桜エビ・ゆで（20g）

加熱した場合の栄養成分
➡P44

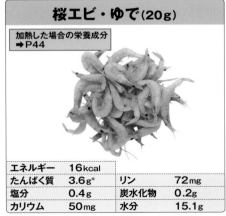

エネルギー	16kcal		
たんぱく質	3.6g*	リン	72mg
塩分	0.4g	炭水化物	0.2g
カリウム	50mg	水分	15.1g

スルメイカ（1ぱい200g・可食部140g）

加熱した場合の栄養成分
➡P44

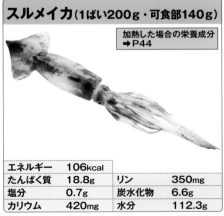

エネルギー	106kcal		
たんぱく質	18.8g	リン	350mg
塩分	0.7g	炭水化物	6.6g
カリウム	420mg	水分	112.3g

　＊「アミノ酸組成によるたんぱく質」ではなく「たんぱく質」の数値で計算しています。

point ・**エビ**は有頭で使うと、少量でも見た目の満足度が高くなります。甘エビや芝エビはたんぱく質が少なめです。**イカ**なら、丸ごと食べられるホタルイカを選ぶと、ボリューム感が出て、食べごたえがアップします。

ヤリイカ（1ぱい200g・可食部150g）

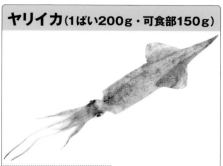

エネルギー	119kcal		
たんぱく質	19.7g	リン	420mg
塩分	0.6g	炭水化物	8.0g
カリウム	450mg	水分	119.6g

ホタルイカ・ゆで（1ぱい10g）

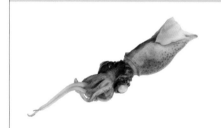

エネルギー	9kcal		
たんぱく質	1.2g	リン	20mg
塩分	0.1g	炭水化物	0.8g
カリウム	24mg	水分	7.8g

タコ・ゆで（足2本150g）

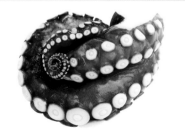

エネルギー	137kcal		
たんぱく質	22.7g	リン	180mg
塩分	0.9g	炭水化物	10.8g
カリウム	360mg	水分	114.3g

ズワイガニ

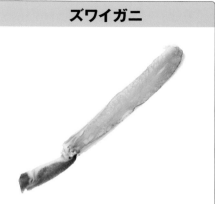

	足1本 （30g・可食部18g）	水煮缶詰（18g）
エネルギー	11kcal	12kcal
たんぱく質	1.9g	2.2g
塩分	0.1g	0.3g
カリウム	56mg	4mg
リン	31mg	22mg
炭水化物	0.6g	0.8g
水分	15.1g	14.6g

腎臓 を 守る コツ！

照り焼きやあんかけにして減塩

　腎臓病の人は、たんぱく質の摂取量を抑えるために、主菜のボリュームに物足りなさを感じる人が少なくありません。さらに、腎臓を守るためには減塩が不可欠。たくさんは食べられなくても、せっかくならおいしく食べたいものです。

　そこで、**少ない塩分でもおいしく食べられる調理のコツを紹介します。**

おいしく食べられる減塩法

●肉や魚介は「照り焼き」「塩焼き」に
塩やしょうゆを少量にしても、調味料がじかに舌に触れるため、味を濃く感じやすくなります。

●「あんかけ」で食べごたえもアップ
調味料に片栗粉を加えてあんを作り、ソテーやフライにかけます。舌にあんがとどまって、味をしっかりと感じられ、とろみで食べごたえもアップ。

アサリ（10個100g・可食部40g）

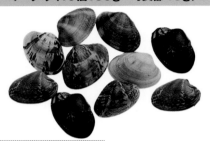

エネルギー	11kcal		
たんぱく質	1.8g	リン	34mg
塩分	0.9g	炭水化物	0.8g
カリウム	56mg	水分	36.1g

カキ・養殖（1個60g・可食部15g）

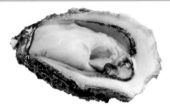

加熱した場合の栄養成分
➡P44

エネルギー	9kcal		
たんぱく質	0.7g	リン	15mg
塩分	0.2g	炭水化物	1.0g
カリウム	29mg	水分	12.8g

シジミ（10個40g・可食部10g）

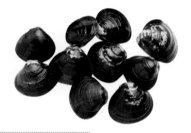

エネルギー	5kcal		
たんぱく質	0.6g	リン	12mg
塩分	0g	炭水化物	0.6g
カリウム	8mg	水分	8.6g

ハマグリ（3個75g・可食部30g）

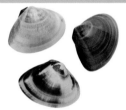

加熱した場合の栄養成分
➡P44

エネルギー	11kcal		
たんぱく質	1.4g	リン	29mg
塩分	0.6g	炭水化物	1.1g
カリウム	48mg	水分	26.6g

ホタテ（1個200g・可食部100g）

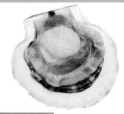

加熱した場合の栄養成分
➡P44

エネルギー	66kcal		
たんぱく質	10.0g	リン	210mg
塩分	0.8g	炭水化物	5.5g
カリウム	310mg	水分	82.3g

ホタテ貝柱・煮干し（1個8g）

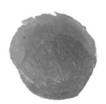

エネルギー	24kcal		
たんぱく質	3.8g	リン	49mg
塩分	0.5g	炭水化物	2.2g
カリウム	65mg	水分	1.4g

　　＊「アミノ酸組成によるたんぱく質」ではなく「たんぱく質」の数値で計算しています。

point
- **干し貝柱**は、たんぱく質やカリウム、リンが多く含まれるので、食べ過ぎに注意しましょう。
- 塩分やたんぱく質が多い**魚卵**が好きな人は、多くても週に一度までにして、頻度を控えめにします。

魚介類 ●貝・魚卵・その他

イクラ（軍艦巻き1貫分20g）

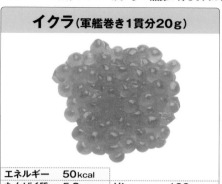

エネルギー	50kcal		
たんぱく質	5.8g	リン	106mg
塩分	0.5g	炭水化物	1.6g
カリウム	42mg	水分	9.7g

数の子・塩蔵水もどし（1本20g）

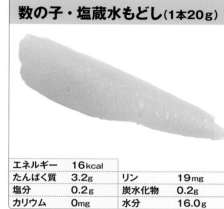

エネルギー	16kcal		
たんぱく質	3.2g	リン	19mg
塩分	0.2g	炭水化物	0.2g
カリウム	0mg	水分	16.0g

タラコ（1/2腹25g）

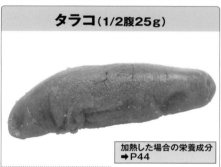

加熱した場合の栄養成分
➡P44

エネルギー	33kcal		
たんぱく質	5.3g	リン	98mg
塩分	1.2g	炭水化物	1.3g
カリウム	75mg	水分	16.3g

辛子明太子（1/2腹40g）

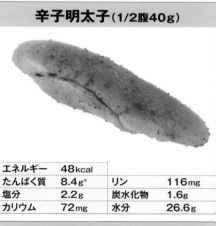

エネルギー	48kcal		
たんぱく質	8.4g*	リン	116mg
塩分	2.2g	炭水化物	1.6g
カリウム	72mg	水分	26.6g

ウニ（軍艦巻き1貫分10g）

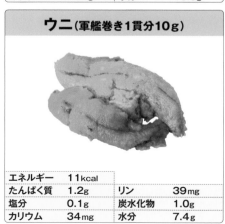

エネルギー	11kcal		
たんぱく質	1.2g	リン	39mg
塩分	0.1g	炭水化物	1.0g
カリウム	34mg	水分	7.4g

シラス干し（大さじ1杯10g）

微乾燥

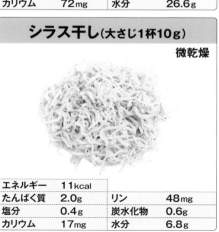

エネルギー	11kcal		
たんぱく質	2.0g	リン	48mg
塩分	0.4g	炭水化物	0.6g
カリウム	17mg	水分	6.8g

＊「アミノ酸組成によるたんぱく質」ではなく「たんぱく質」の数値で計算しています。

煮干し(1尾3g)

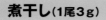

エネルギー	9kcal		
たんぱく質	1.6g	リン	45mg
塩分	0.1g	炭水化物	0.4g
カリウム	36mg	水分	0.5g

かつおぶし(1g)

エネルギー	3kcal		
たんぱく質	0.6g	リン	8mg
塩分	0g	炭水化物	0.1g
カリウム	9mg	水分	0.2g

サケ水煮缶(1片40g)

からふとます缶

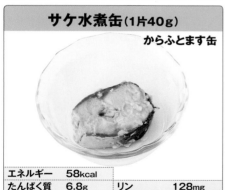

エネルギー	58kcal		
たんぱく質	6.8g	リン	128mg
塩分	0.4g	炭水化物	1.7g
カリウム	120mg	水分	27.9g

ツナ(小1缶60g)

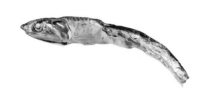

	水煮缶・ライト	油漬缶・ライト
エネルギー	42kcal	159kcal
たんぱく質	7.8g	8.6g
塩分	0.3g	0.5g
カリウム	138mg	138mg
リン	96mg	96mg
炭水化物	2.0g	2.3g
水分	49.2g	35.5g

サバ缶詰(1片40g)

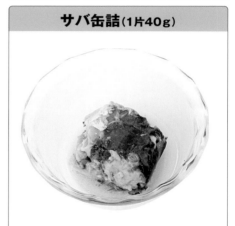

	水煮	みそ煮
エネルギー	70kcal	84kcal
たんぱく質	6.9g	6.5g*
塩分	0.4g	0.4g
カリウム	104mg	100mg
リン	76mg	100mg
炭水化物	2.1g	3.2g
水分	26.4g	24.4g

＊「アミノ酸組成によるたんぱく質」ではなく「たんぱく質」の数値で計算しています。

point 練り物などの**加工品**は、生魚よりもたんぱく質が少なめです。ただし、塩分が多いので、調理に使う際は味つけの塩分を控えめにして、減塩を心がけて。かまぼこやさつま揚げは、しょうゆをつけずにそのまま食べます。

イカ塩辛（大さじ1杯20g）

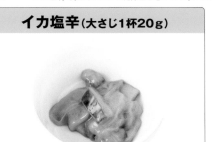

エネルギー	23kcal		
たんぱく質	3.0g*	リン	42mg
塩分	1.4g	炭水化物	1.4g
カリウム	34mg	水分	13.5g

アンチョビ（4尾10g）

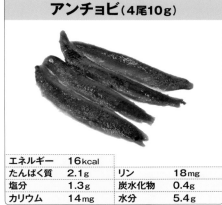

エネルギー	16kcal		
たんぱく質	2.1g	リン	18mg
塩分	1.3g	炭水化物	0.4g
カリウム	14mg	水分	5.4g

かまぼこ（2切れ30g）

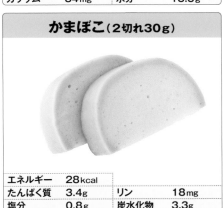

エネルギー	28kcal		
たんぱく質	3.4g	リン	18mg
塩分	0.8g	炭水化物	3.3g
カリウム	33mg	水分	22.3g

カニ風味かまぼこ（1本9g）

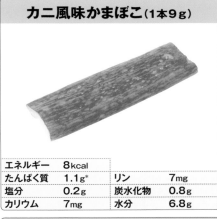

エネルギー	8kcal		
たんぱく質	1.1g*	リン	7mg
塩分	0.2g	炭水化物	0.8g
カリウム	7mg	水分	6.8g

魚肉ソーセージ（1本95g）

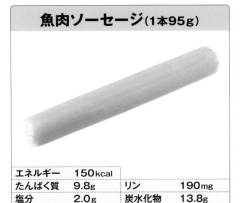

エネルギー	150kcal		
たんぱく質	9.8g	リン	190mg
塩分	2.0g	炭水化物	13.8g
カリウム	67mg	水分	62.8g

さつま揚げ（大1枚70g）

エネルギー	95kcal		
たんぱく質	8.8g*	リン	49mg
塩分	1.3g	炭水化物	10.2g
カリウム	42mg	水分	47.3g

＊「アミノ酸組成によるたんぱく質」ではなく「たんぱく質」の数値で計算しています。

伊達巻(1切れ30g)

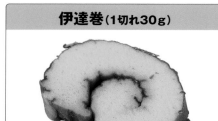

エネルギー	57kcal		
たんぱく質	4.4g*	リン	36mg
塩分	0.3g	炭水化物	5.6g
カリウム	33mg	水分	17.6g

はんぺん(1枚100g)

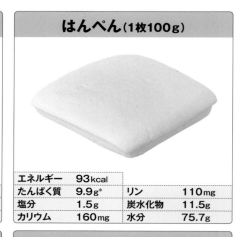

エネルギー	93kcal		
たんぱく質	9.9g*	リン	110mg
塩分	1.5g	炭水化物	11.5g
カリウム	160mg	水分	75.7g

焼きちくわ(1本35g)

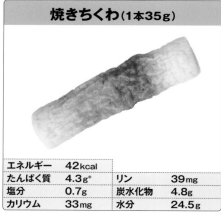

エネルギー	42kcal		
たんぱく質	4.3g*	リン	39mg
塩分	0.7g	炭水化物	4.8g
カリウム	33mg	水分	24.5g

つみれ(1個20g)

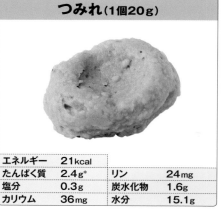

エネルギー	21kcal		
たんぱく質	2.4g*	リン	24mg
塩分	0.3g	炭水化物	1.6g
カリウム	36mg	水分	15.1g

加熱調理や加工による栄養成分の変化

加熱した場合や干した場合に、栄養成分がどう変化するか比較してみましょう。

マアジ(1尾・可食部)

他の栄養成分は
P.30参照

	生だと	焼くと	開き干しを 焼くと
重量	68g	49g	68g
エネルギー	76kcal	77kcal	132kcal
たんぱく質	11.4g	10.5g	13.9g
カリウム	245mg	230mg	238mg

サンマ(1尾・可食部)

他の栄養成分は
P.30参照

	生だと	焼くと	かば焼きだと
重量	98g	76g	98g
エネルギー	281kcal	214kcal	215kcal
たんぱく質	16.0g	14.7g	17.1g*
カリウム	196mg	198mg	245mg

　＊「アミノ酸組成によるたんぱく質」ではなく「たんぱく質」の数値で計算しています。

カラフトシシャモ・生干し（1尾）

他の栄養成分は P.30参照

	生だと	焼くと
重量	20g	16g
エネルギー	32kcal	27kcal
たんぱく質	2.5g	2.3g
カリウム	40mg	34mg

めざし（4尾・可食部）

他の栄養成分は P.31参照

	生だと	焼くと
重量	68g	51g
エネルギー	140kcal	102kcal
たんぱく質	10.3g	10.0g
カリウム	116mg	112mg

マイワシ・生（1尾・可食部）

他の栄養成分は P.31参照

	生だと	焼くと	水煮だと
重量	40g	30g	32g
エネルギー	62kcal	60kcal	58kcal
たんぱく質	6.6g	6.3g	6.0g
カリウム	108mg	105mg	90mg

アマダイ（1尾・可食部）

他の栄養成分は P.32参照

	生だと	焼くと	水煮だと
重量	150g	111g	120g
エネルギー	153kcal	122kcal	136kcal
たんぱく質	24.0g	20.8g	20.6g
カリウム	540mg	455mg	420mg

マサバ（1切れ）

他の栄養成分は P.31参照

	生だと	焼くと
重量	100g	77g
エネルギー	211kcal	203kcal
たんぱく質	17.8g	16.5g
カリウム	330mg	285mg

アナゴ（1尾）

他の栄養成分は P.32参照

	生だと	蒸すと
重量	60g	52g
エネルギー	88kcal	90kcal
たんぱく質	8.6g	7.4g
カリウム	222mg	146mg

マガレイ（1尾・可食部）

他の栄養成分は P.33参照

	生だと	焼くと	水煮だと
重量	100g	81g	88g
エネルギー	89kcal	84kcal	85kcal
たんぱく質	17.8g	16.8g	16.7g
カリウム	330mg	300mg	282mg

マダイ・養殖（1切れ）

他の栄養成分は P.34参照

	生だと	焼くと	水煮だと
重量	75g	62g	64g
エネルギー	120kcal	115kcal	116kcal
たんぱく質	13.6g	11.9g	12.0g
カリウム	338mg	310mg	282mg

アユ・養殖（1尾・可食部）

他の栄養成分は P.32参照

	生だと	焼くと
重量	40g	28g
エネルギー	55kcal	57kcal
たんぱく質	5.8g	5.1g
カリウム	144mg	120mg

カマス（中1尾・可食部）

他の栄養成分は P.33参照

	生だと	焼くと
重量	78g	61g
エネルギー	107kcal	82kcal
たんぱく質	12.1g	11.4g
カリウム	250mg	220mg

加熱調理や加工による栄養成分の変化（続き）

シロサケ（1切れ） 他の栄養成分はP.33参照

	生だと	焼くと
重量	100g	75g
エネルギー	124kcal	120kcal
たんぱく質	18.9g	17.8g
カリウム	350mg	330mg

マダラ（1切れ） 他の栄養成分はP.34参照

	生だと	焼くと
重量	100g	65g
エネルギー	72kcal	67kcal
たんぱく質	14.2g	12.9g
カリウム	350mg	312mg

クルマエビ（1尾・可食部） 他の栄養成分はP.36参照

	生だと	焼くと	ゆでると
重量	18g	13g	17g
エネルギー	16kcal	13kcal	20kcal
たんぱく質	3.3g	2.5g	4.0g
カリウム	77mg	52mg	85mg

桜エビ（約大さじ2杯分） 他の栄養成分はP.36参照

	ゆで	素干しだと	煮干しだと
重量	20g	6g	8g
エネルギー	16kcal	17kcal	20kcal
たんぱく質	3.6g*	3.9g*	4.7g*
カリウム	50mg	72mg	54mg

ブリ（1切れ） 他の栄養成分はP.35参照

	生だと	焼くと
重量	80g	66g
エネルギー	178kcal	172kcal
たんぱく質	14.9g	14.7g
カリウム	304mg	290mg

カキ・養殖（1個・可食部） 他の栄養成分はP.38参照

	生だと	水煮だと
重量	15g	10g
エネルギー	9kcal	9kcal
たんぱく質	0.7g	0.7g
カリウム	29mg	18mg

スルメイカ（1ぱい・可食部） 他の栄養成分はP.36参照

	生だと	焼くと	水煮だと
重量	140g	98g	106g
エネルギー	106kcal	106kcal	104kcal
たんぱく質	18.8g	17.0g	17.1g
カリウム	420mg	353mg	329mg

ハマグリ（3個・可食部） 他の栄養成分はP.38参照

	生だと	焼くと	水煮だと
重量	30g	20g	19g
エネルギー	11kcal	14kcal	15kcal
たんぱく質	1.4g	1.9g	2.0g
カリウム	48mg	46mg	34mg

ホタテ（1個・可食部） 他の栄養成分はP.38参照

	生だと	水煮だと
重量	100g	82g
エネルギー	66kcal	73kcal
たんぱく質	10.0g	10.4g
カリウム	310mg	271mg

タラコ（1/2腹） 他の栄養成分はP.39参照

	生だと	焼くと
重量	25g	22g
エネルギー	33kcal	35kcal
たんぱく質	5.3g	5.3g
カリウム	75mg	75mg

選ぶなら コレ　たんぱく質が少なめのおすすめ魚介類ベスト10

1食分の主菜でとってよいたんぱく質量の目安8gで、どのくらい分量の魚介類が食べられるのか、多い順にランキングしました。

第1位

1食あたり **178g** **ハマグリ**
食べられる!

エネルギー	カリウム	塩分
62kcal	285mg	3.6g

第2位 1食あたり 174g アサリ

エネルギー	47kcal	カリウム	244mg	塩分	3.8g

第3位 1食あたり 163g カキ〈養殖〉

エネルギー	95kcal	カリウム	310mg	塩分	2.0g

第4位 1食あたり 138g シジミ

エネルギー	75kcal	カリウム	115mg	塩分	0.6g

第5位 1食あたり 80g ホタテ

エネルギー	53kcal	カリウム	248mg	塩分	0.6g

第6位 1食あたり 75g ズワイガニ

エネルギー	44kcal	カリウム	233mg	塩分	0.6g

第7位 1食あたり 62g ツナ水煮缶〈ライト〉

エネルギー	43kcal	カリウム	143mg	塩分	0.3g

第8位 1食あたり 56g アナゴ〈蒸し〉

エネルギー	97kcal	カリウム	157mg	塩分	0.2g

第9位 1食あたり 55g タチウオ

エネルギー	131kcal	カリウム	160mg	塩分	0.1g

第10位 1食あたり 54g ニシン

エネルギー	106kcal	カリウム	189mg	塩分	0.2g

食べ過ぎ に注意　たんぱく質が多めの要注意魚介類ワースト10

おすすめ魚介類とは逆に、1食分の主菜でとってよいたんぱく質量の目安8gで、食べられる分量が少ない順のランキングです。

第1位

1食あたり **17g** **ホタテ貝柱〈煮干し〉**
しか食べられない!

エネルギー	カリウム	塩分
51kcal	138mg	1.1g

第2位 1食あたり 28g イクラ

エネルギー	71kcal	カリウム	59mg	塩分	0.6g

第3位 1食あたり 29g マイワシ〈丸干し〉

エネルギー	51kcal	カリウム	136mg	塩分	1.1g

第4位 1食あたり 31g
スモークサーモン

エネルギー	44kcal	カリウム	78mg	塩分	1.2g

第5位 1食あたり 35g
塩サバ

エネルギー	92kcal	カリウム	105mg	塩分	0.6g

ウナギ〈かば焼き〉

エネルギー	100kcal	カリウム	105mg	塩分	0.5g

第7位 1食あたり 36g
クロマグロ〈赤身・天然〉

エネルギー	41kcal	カリウム	137mg	塩分	0g

第8位 1食あたり 38g
タラコ

エネルギー	50kcal	カリウム	114mg	塩分	1.7g

第9位 1食あたり 39g
カツオ〈春獲り〉

エネルギー	42kcal	カリウム	168mg	塩分	0g

第10位 1食あたり 42g
シロサケ

エネルギー	52kcal	カリウム	147mg	塩分	0.1g

乳製品

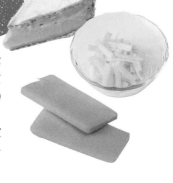

　乳製品に含まれるたんぱく質は、体内では合成できない必須アミノ酸をバランスよく含んでいます。たんぱく質のとり過ぎに注意が必要な慢性腎臓病の人も、1日に90～120gはとりたい食材です。

　乳製品ではリンの含有量もチェックしましょう。たんぱく質の多いものほどリンも多めなので、たんぱく質と合わせて、リンのとり過ぎにも気をつけましょう。

牛乳(コップ1杯200ml)

206gに相当

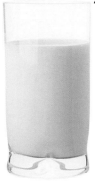

	普通牛乳	濃厚牛乳	低脂肪乳
エネルギー	126kcal	144kcal	87kcal
たんぱく質	6.2g	6.2g	7.0g
塩分	0.2g	0.2g	0.4g
カリウム	309mg	350mg	391mg
リン	192mg	206mg	185mg
炭水化物	10.9g	11.3g	11.7g
水分	180.0g	177.8g	182.9g

ヨーグルト(小1パック80g)

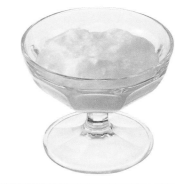

	全脂無糖	脱脂加糖
エネルギー	45kcal	52kcal
たんぱく質	2.6g	3.2g
塩分	0.1g	0.2g
カリウム	136mg	120mg
リン	80mg	80mg
炭水化物	3.7g	9.0g
水分	70.2g	66.1g

腎臓を守るコツ!

低脂肪乳より普通牛乳を選ぶ

　低脂肪乳は、低カロリーでヘルシーなイメージがあります。しかし、**たんぱく質とカリウム**は普通牛乳よりも多いので、腎臓病の人は要注意。たんぱく質制限のある人は、エネルギー不足になりがちなので、エネルギーは高めでも、そこまで気にする必要はありません。

- **無糖ヨーグルト**は生乳、**加糖ヨーグルト**は脱脂粉乳が原料で、たんぱく質は加糖タイプのほうが多めです。
- **クリーム**は、乳脂肪のものより、たんぱく質とリンが少ない植物性脂肪タイプがおすすめです。

生クリーム（1/4カップ50g）

	乳脂肪	植物性脂肪
エネルギー	202kcal	177kcal
たんぱく質	0.8g	0.6g
塩分	0.1g	0.1g
カリウム	38mg	34mg
リン	42mg	40mg
炭水化物	5.1g	2.6g
水分	24.1g	27.8g

練乳（大さじ1杯19g）

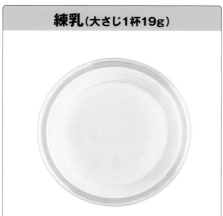

	加糖（コンデンスミルク）	無糖（エバミルク）
エネルギー	60kcal	25kcal
たんぱく質	1.3g	1.1g
塩分	0g	0.1g
カリウム	76mg	63mg
リン	42mg	40mg
炭水化物	10.7g	2.4g
水分	5.0g	13.8g

ヨーグルト・ドリンクタイプ（コップ1杯200ml）

216gに相当

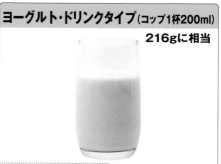

エネルギー	138kcal		
たんぱく質	5.6g	リン	173mg
塩分	0.2g	炭水化物	24.8g
カリウム	281mg	水分	181.0g

スキムミルク（大さじ1杯6g）

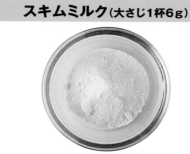

エネルギー	21kcal		
たんぱく質	1.8g	リン	60mg
塩分	0.1g	炭水化物	3.3g
カリウム	108mg	水分	0.2g

プロセスチーズ（1個20g）

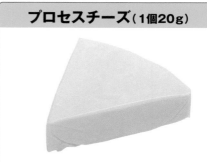

エネルギー	63kcal		
たんぱく質	4.3g	リン	146mg
塩分	0.6g	炭水化物	0.5g
カリウム	12mg	水分	9.0g

クリームチーズ (50g)

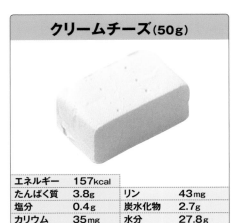

エネルギー	157kcal		
たんぱく質	3.8g	リン	43mg
塩分	0.4g	炭水化物	2.7g
カリウム	35mg	水分	27.8g

カマンベールチーズ (1/8個13g)

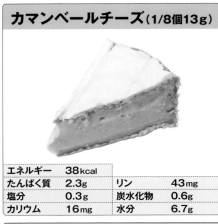

エネルギー	38kcal		
たんぱく質	2.3g	リン	43mg
塩分	0.3g	炭水化物	0.6g
カリウム	16mg	水分	6.7g

チェダーチーズ (スライス2枚20g)

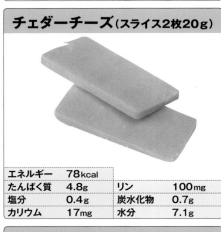

エネルギー	78kcal		
たんぱく質	4.8g	リン	100mg
塩分	0.4g	炭水化物	0.7g
カリウム	17mg	水分	7.1g

パルメザンチーズ (20g)

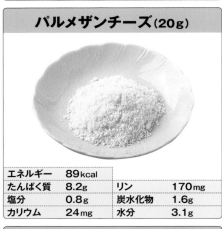

エネルギー	89kcal		
たんぱく質	8.2g	リン	170mg
塩分	0.8g	炭水化物	1.6g
カリウム	24mg	水分	3.1g

カッテージチーズ (50g)

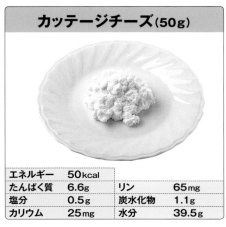

エネルギー	50kcal		
たんぱく質	6.6g	リン	65mg
塩分	0.5g	炭水化物	1.1g
カリウム	25mg	水分	39.5g

モッツァレラチーズ (スライス1枚25g)

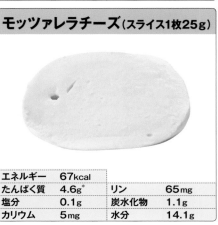

エネルギー	67kcal		
たんぱく質	4.6g*	リン	65mg
塩分	0.1g	炭水化物	1.1g
カリウム	5mg	水分	14.1g

＊「アミノ酸組成によるたんぱく質」ではなく「たんぱく質」の数値で計算しています。

point スライスチーズも**プロセスチーズ**(→P47)の一種。プロセスチーズは1種類もしくは複数のナチュラルチーズを混ぜて作るため、製品によって成分に違いがあります。パッケージの栄養成分表で確認しましょう。

乳製品

スライスチーズ（1枚18g）

エネルギー	56kcal		
たんぱく質	3.9g	リン	131mg
塩分	0.5g	炭水化物	0.4g
カリウム	11mg	水分	8.1g

ブルーチーズ（13g）

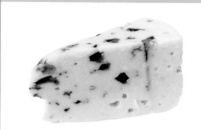

エネルギー	42kcal		
たんぱく質	2.3g	リン	57mg
塩分	0.5g	炭水化物	0.7g
カリウム	16mg	水分	5.9g

ナチュラルチーズ・調理用（30g）

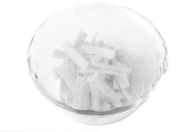

エネルギー	106kcal		
たんぱく質	6.8g	リン	185mg
塩分	0.7g	炭水化物	0.9g
カリウム	22mg	水分	12.1g

腎臓を守るコツ！

"やわらかいチーズ"は、たんぱく質が少なめ

　チーズは日本人に不足しがちなカルシウムが豊富で、吸収率もよいので、適量を守ってとりたい食品です。チーズのなかでもおすすめなのが、たんぱく質や塩分が少ないクリームチーズなどのやわらかいタイプです。チェダーチーズやパルメザンチーズなどの硬いチーズほど、たんぱく質や塩分が多くなる傾向があります。

選ぶならコレ たんぱく質が少なめ のおすすめ乳製品ベスト3

　1日にとりたい乳製品90gに含まれる、たんぱく質量が少ない順にランキングしました。

第1位

90gあたり
たんぱく質
1.0g **クリーム**〈植物性〉

エネルギー	カリウム	塩分
318kcal	60mg	0.1g

第2位 90gあたり　たんぱく質 **1.4g**
生クリーム〈乳脂肪〉

エネルギー	364kcal	カリウム	68mg	塩分	0.1g

第3位 90gあたり　たんぱく質 **2.3g**
ヨーグルト〈ドリンクタイプ〉

エネルギー	58kcal	カリウム	117mg	塩分	0.1g

卵

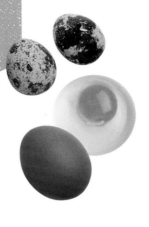

腎臓病の人は、高たんぱくな卵を食べないほうがよいといわれていた時代もありました。しかし、卵のたんぱく質には、体内で合成できない必須アミノ酸が豊富に含まれているので、1日に25〜50gはとりましょう。

"鶏卵は赤玉のほうが栄養価が高い"といわれることがありますが、色の違いは親鶏の色の違いによるもので、成分は変わりません。

鶏卵・全卵（M玉1個・可食部50g）

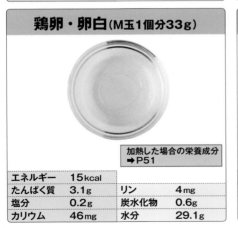

加熱した場合の栄養成分
→P51

エネルギー	71kcal		
たんぱく質	5.7g	リン	85mg
塩分	0.2g	炭水化物	1.7g
カリウム	65mg	水分	37.5g

鶏卵・卵黄（M玉1個分17g）

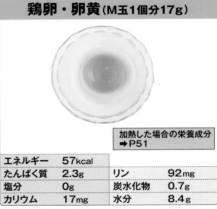

加熱した場合の栄養成分
→P51

エネルギー	57kcal		
たんぱく質	2.3g	リン	92mg
塩分	0g	炭水化物	0.7g
カリウム	17mg	水分	8.4g

鶏卵・卵白（M玉1個分33g）

加熱した場合の栄養成分
→P51

エネルギー	15kcal		
たんぱく質	3.1g	リン	4mg
塩分	0.2g	炭水化物	0.6g
カリウム	46mg	水分	29.1g

温泉卵（1個・可食部50g）

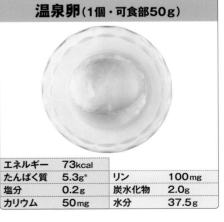

エネルギー	73kcal		
たんぱく質	5.3g*	リン	100mg
塩分	0.2g	炭水化物	2.0g
カリウム	50mg	水分	37.5g

　＊「アミノ酸組成によるたんぱく質」ではなく「たんぱく質」の数値で計算しています。

point 鶏卵は、全体重量46～52gでS玉、52～58gでMS玉、58～64gでM玉、64～70gでL玉とされます。サイズが変わると、たんぱく質がおよそ0.5g増減します。

うずら卵（1個・可食部10g）

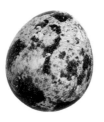

エネルギー	16kcal		
たんぱく質	1.1g	リン	22mg
塩分	0g	炭水化物	0.4g
カリウム	15mg	水分	7.3g

うずら卵・水煮（1個8g）

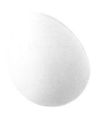

エネルギー	13kcal		
たんぱく質	0.8g	リン	13mg
塩分	0g	炭水化物	0.3g
カリウム	2mg	水分	5.9g

加熱や調理法の違いによる栄養成分の変化

加熱したり調理したりすると栄養成分がどう変化するか比較してみましょう。

鶏卵・卵白（M玉1個分）

他の栄養成分はP.50参照

	生だと	ゆでると
重量	33g	33g
エネルギー	15kcal	15kcal
たんぱく質	3.1g	3.3g
カリウム	46mg	46mg

たんぱく質、カリウムともに加熱してもほぼ変化しません。

鶏卵・卵黄（M玉1個分）

他の栄養成分はP.50参照

	生だと	ゆでると
重量	17g	17g
エネルギー	57kcal	56kcal
たんぱく質	2.3g	2.3g
カリウム	17mg	15mg

たんぱく質、カリウムともに加熱してもほぼ変化しません。

鶏卵・全卵（M玉1個・可食部）

他の栄養成分はP.50参照

	生だと	ゆでると
重量	50g	50g
エネルギー	71kcal	67kcal
たんぱく質	5.7g	5.6g
カリウム	65mg	65mg

加熱するとたんぱく質は少し減少しますが、カリウムはほぼ変化しません。

卵焼き（1切れ）

	厚焼き玉子	だし巻き玉子
重量	50g	50g
エネルギー	73kcal	62kcal
たんぱく質	5.3g	5.5g
カリウム	65mg	65mg

厚焼き玉子よりだし巻き玉子のほうがたんぱく質が少し増えます。

穀　類

　たんぱく質というと、主菜の肉や魚、卵がまず頭に浮かびますが、実は主食の穀類も高たんぱくな食材。主食のたんぱく質は見落としがちなので、要注意です。

　慢性腎臓病の場合、主食のごはんやパンは、合わせて1日330～540gとる必要があります。1日にとってよいたんぱく質量から主食分のたんぱく質を差し引いたうえで、主菜や副菜のたんぱく質を調整するようにしましょう。

白米ごはん（茶わん1杯150g）

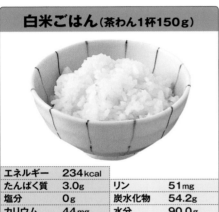

エネルギー	234kcal		
たんぱく質	3.0g	リン	51mg
塩分	0g	炭水化物	54.2g
カリウム	44mg	水分	90.0g

玄米ごはん（茶わん1杯150g）

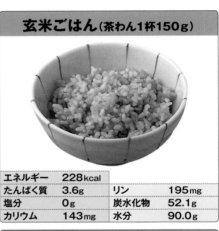

エネルギー	228kcal		
たんぱく質	3.6g	リン	195mg
塩分	0g	炭水化物	52.1g
カリウム	143mg	水分	90.0g

おかゆ・全がゆ（1食分250g）

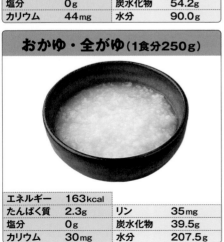

エネルギー	163kcal		
たんぱく質	2.3g	リン	35mg
塩分	0g	炭水化物	39.5g
カリウム	30mg	水分	207.5g

赤飯（茶わん1杯150g）

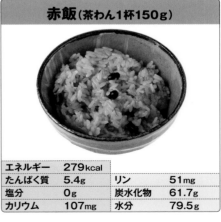

エネルギー	279kcal		
たんぱく質	5.4g	リン	51mg
塩分	0g	炭水化物	61.7g
カリウム	107mg	水分	79.5g

point ・小ぶりの**茶碗**を使うと、ごはんの量が少なめでも、見た目で満足できて物足りなさを感じにくくなります。
・主食のたんぱく質を控えると、食物繊維が不足しがちに。白米に食物繊維豊富な**雑穀**を混ぜるのがおすすめ。

穀類●米、雑穀

もち（1個50g）

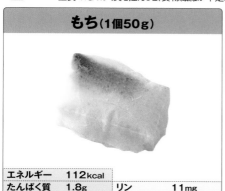

エネルギー	112kcal		
たんぱく質	1.8g	リン	11mg
塩分	0g	炭水化物	25.4g
カリウム	16mg	水分	22.3g

大麦・押し麦（大さじ1杯10g）

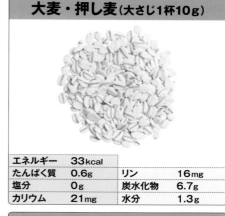

エネルギー	33kcal		
たんぱく質	0.6g	リン	16mg
塩分	0g	炭水化物	6.7g
カリウム	21mg	水分	1.3g

きび（大さじ1杯12g）

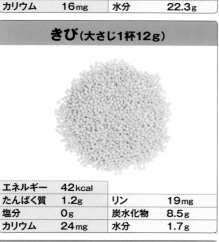

エネルギー	42kcal		
たんぱく質	1.2g	リン	19mg
塩分	0g	炭水化物	8.5g
カリウム	24mg	水分	1.7g

あわ（大さじ1杯12g）

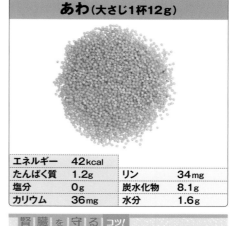

エネルギー	42kcal		
たんぱく質	1.2g	リン	34mg
塩分	0g	炭水化物	8.1g
カリウム	36mg	水分	1.6g

アマランサス（大さじ1杯14g）

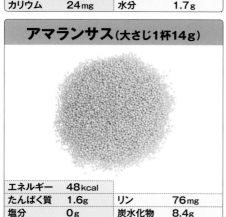

エネルギー	48kcal		
たんぱく質	1.6g	リン	76mg
塩分	0g	炭水化物	8.4g
カリウム	84mg	水分	1.9g

腎臓 を 守る コツ！

エネルギー量が足りないときは、炊き込みごはんやチャーハンに

　たんぱく質量を抑えるために、主菜の肉や魚を少なめにすると、エネルギーが不足しがちです。そこで、**主食のエネルギーをアップ**させる工夫をしましょう。

　具材を加えて炊き込みごはんにしたり、油で炒めてチャーハンにしたりするのがおすすめです。チャーハンには、動脈硬化の予防が期待できるごま油を使いましょう。

53

小麦粉（大さじ1杯9g）

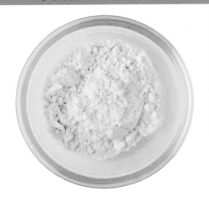

	薄力粉	強力粉	全粒粉
エネルギー	31kcal	30kcal	29kcal
たんぱく質	0.7g	1.0g	1.1g
塩分	0g	0g	0g
カリウム	10mg	8mg	30mg
リン	5mg	6mg	28mg
炭水化物	6.7g	6.3g	5.3g
水分	1.3g	1.3g	1.3g

食パン（1枚）

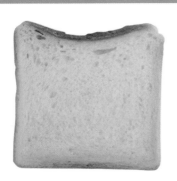

	6枚切り（60g）	8枚切り（45g）
エネルギー	149kcal	112kcal
たんぱく質	4.4g	3.3g
塩分	0.7g	0.5g
カリウム	52mg	39mg
リン	40mg	30mg
炭水化物	26.5g	19.8g
水分	23.5g	17.6g

フランスパン（2切れ60g）

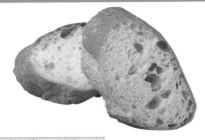

エネルギー	173kcal		
たんぱく質	5.2g	リン	43mg
塩分	1.0g	炭水化物	33.5g
カリウム	66mg	水分	18.0g

ロールパン（1個30g）

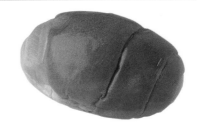

エネルギー	93kcal		
たんぱく質	2.6g	リン	29mg
塩分	0.4g	炭水化物	14.6g
カリウム	33mg	水分	9.2g

クロワッサン＜レギュラータイプ＞（1個40g）

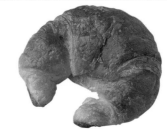

エネルギー	162kcal		
たんぱく質	2.4g	リン	26mg
塩分	0.5g	炭水化物	20.5g
カリウム	44mg	水分	8.0g

- 8枚切りの**食パン**1枚と白米ごはん180gは、ほぼ同じたんぱく質量ですが、食パンは塩分を含みます。
- 小麦粉のみの白いパンより、食物繊維が豊富な**ライ麦**などを含む茶色いパンがおすすめです。

コッペパン（1個60g）

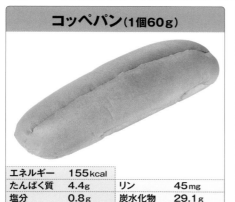

エネルギー	155kcal		
たんぱく質	4.4g	リン	45mg
塩分	0.8g	炭水化物	29.1g
カリウム	57mg	水分	22.2g

イングリッシュマフィン（1個65g）

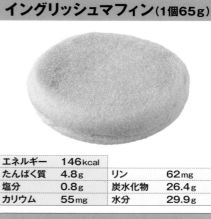

エネルギー	146kcal		
たんぱく質	4.8g	リン	62mg
塩分	0.8g	炭水化物	26.4g
カリウム	55mg	水分	29.9g

ライ麦パン（2切れ60g）

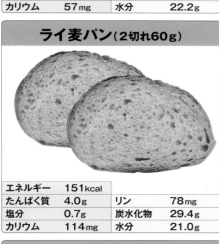

エネルギー	151kcal		
たんぱく質	4.0g	リン	78mg
塩分	0.7g	炭水化物	29.4g
カリウム	114mg	水分	21.0g

ベーグル（1個100g）

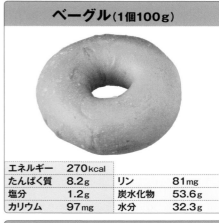

エネルギー	270kcal		
たんぱく質	8.2g	リン	81mg
塩分	1.2g	炭水化物	53.6g
カリウム	97mg	水分	32.3g

パン粉・乾燥（大さじ1杯3g）

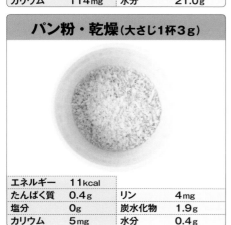

エネルギー	11kcal		
たんぱく質	0.4g	リン	4mg
塩分	0g	炭水化物	1.9g
カリウム	5mg	水分	0.4g

餃子の皮（1枚6g）

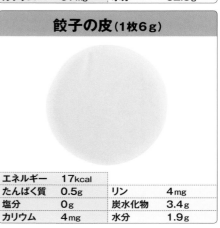

エネルギー	17kcal		
たんぱく質	0.5g	リン	4mg
塩分	0g	炭水化物	3.4g
カリウム	4mg	水分	1.9g

春巻きの皮（1枚12g）

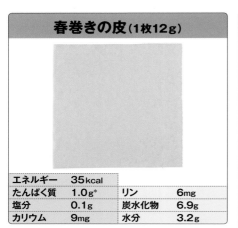

エネルギー	35kcal		
たんぱく質	1.0g*	リン	6mg
塩分	0.1g	炭水化物	6.9g
カリウム	9mg	水分	3.2g

そうめん・乾燥（1束50g）

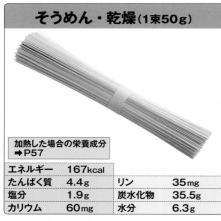

加熱した場合の栄養成分
➡P57

エネルギー	167kcal		
たんぱく質	4.4g	リン	35mg
塩分	1.9g	炭水化物	35.5g
カリウム	60mg	水分	6.3g

スパゲティ・乾燥（1束100g）

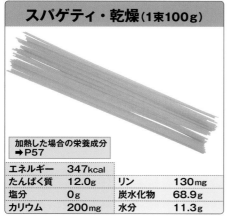

加熱した場合の栄養成分
➡P57

エネルギー	347kcal		
たんぱく質	12.0g	リン	130mg
塩分	0g	炭水化物	68.9g
カリウム	200mg	水分	11.3g

うどん（1食分）

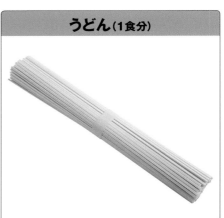

	干しうどん・乾燥 （1束100g）	生うどん・ゆで （1玉240g）
エネルギー	333kcal	228kcal
たんぱく質	8.0g	5.5g
塩分	4.3g	0.7g
カリウム	130mg	22mg
リン	70mg	43mg
炭水化物	70.2g	49.7g
水分	13.5g	180.0g

そば（1食分）

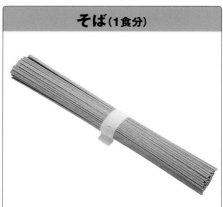

	干しそば・乾燥 （1束100g）	生そば・ゆで （1玉180g）
エネルギー	344kcal	234kcal
たんぱく質	11.7g	7.0g
塩分	2.2g	0g
カリウム	260mg	61mg
リン	230mg	144mg
炭水化物	65.6g	43.4g
水分	14.0g	122.4g

56　＊「アミノ酸組成によるたんぱく質」ではなく「たんぱく質」の数値で計算しています。

point ● 米から作られる**ビーフン**は、小麦から作られるうどんやスパゲッティよりもたんぱく質が少なめです。
● **スパゲッティのソース**は、旨味のあるトマトやコクのある生クリームを使い、塩は控えめにしましょう。

マカロニ・乾燥（サラダ1人分25g）

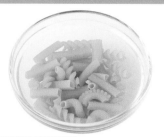

エネルギー	87kcal		
たんぱく質	3.0g	リン	33mg
塩分	0g	炭水化物	17.2g
カリウム	50mg	水分	2.8g

ビーフン（1人分80g）

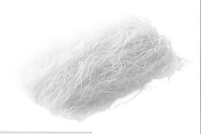

エネルギー	288kcal		
たんぱく質	4.6g	リン	47mg
塩分	0g	炭水化物	64.2g
カリウム	26mg	水分	8.9g

中華麺・生（1玉130g）

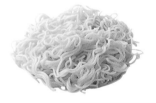

加熱した場合の栄養成分
➡ 下段

エネルギー	324kcal		
たんぱく質	11.1g	リン	86mg
塩分	1.3g	炭水化物	65.5g
カリウム	455mg	水分	42.9g

コーンフレーク（1カップ20g）

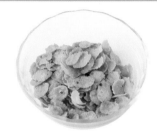

エネルギー	76kcal		
たんぱく質	1.4g	リン	9mg
塩分	0.4g	炭水化物	16.5g
カリウム	19mg	水分	0.9g

加熱調理による栄養成分の変化

加熱したときの栄養成分の変化をみてみましょう。

中華麺（1玉）
他の栄養成分は
P.57参照

	生だと	蒸すと	ゆでると
重量	130g	130g	247g
エネルギー	324kcal	211kcal	329kcal
たんぱく質	11.1g	6.2g	11.9g
カリウム	455mg	104mg	148mg

そうめん・乾燥（1束）
他の栄養成分は
P.56参照

	乾麺だと	ゆでると
重量	50g	135g
エネルギー	167kcal	154kcal
たんぱく質	4.4g	4.5g
カリウム	60mg	7mg

スパゲティ・乾燥（1束）
他の栄養成分は
P.56参照

	乾麺だと	ゆでると
重量	100g	220g
エネルギー	347kcal	330kcal
たんぱく質	12.0g	11.7g
カリウム	200mg	31mg

たんぱく質が少なめのおすすめ穀類ベスト8

1食分の主食でとってよいたんぱく質量の目安3gで、
どのくらい分量の穀類が食べられるのか、多い順にランキングしました。

第1位

1食あたり
150g **白米ごはん**
食べられる!

エネルギー	カリウム	塩分
234kcal	44mg	0g

第2位 1食あたり **130g**
生うどん〈ゆで〉

エネルギー	124kcal	カリウム	12mg	塩分	0.4g

第3位 1食あたり **125g** **玄米ごはん**

エネルギー	190kcal	カリウム	119mg	塩分	0g

●第4位● 1食あたり **83g** もち

エネルギー	185kcal	カリウム	27mg	塩分	0g

●第4位● 1食あたり **83g** 赤飯

エネルギー	154kcal	カリウム	59mg	塩分	0g

●第6位● 1食あたり **77g** 生そば〈ゆで〉

エネルギー	100kcal	カリウム	26mg	塩分	0g

●第7位● 1食あたり **63g** 中華麺〈ゆで〉

エネルギー	84kcal	カリウム	38mg	塩分	0.1g

中華麺〈蒸し〉

エネルギー	102kcal	カリウム	50mg	塩分	0.2g

たんぱく質が多めの要注意穀類ワースト7

おすすめ穀類とは逆に、1食分の主食でとってよいたんぱく質量の目安3gで、
食べられる分量が少ない順のランキングです。

第1位

1食あたり
35g
しか食べられない!

ロールパン

エネルギー	カリウム	塩分
108kcal	39mg	0.4g

フランスパン

エネルギー	カリウム	塩分
101kcal	39mg	0.6g

第2位 1食あたり **41g**
食パン

エネルギー	102kcal	カリウム	35mg	塩分	0.5g

コッペパン

エネルギー	106kcal	カリウム	39mg	塩分	0.5g

イングリッシュマフィン

エネルギー	92kcal	カリウム	34mg	塩分	0.5g

●第5位● 1食あたり **44g**
コーンフレーク

エネルギー	167kcal	カリウム	42mg	塩分	0.9g

●第6位● 1食あたり **45g**
ライ麦パン

エネルギー	113kcal	カリウム	86mg	塩分	0.5g

●第7位● 1食あたり **51g**
クロワッサン

エネルギー	207kcal	カリウム	56mg	塩分	0.7g

豆・豆製品

　たんぱく質には、肉や魚、乳製品、卵に含まれる動物性たんぱく質と、大豆に含まれる植物性たんぱく質があります。動物性だけにかたよらず、植物性たんぱく質を1日に20g程度はとるようにします。

　大豆以外の豆は、たんぱく質は比較的少なめで、炭水化物が多く含まれます。豆類は食物繊維が豊富なので、腎臓病を悪化させる肥満の予防にも有効です。

大豆・乾燥（20g）

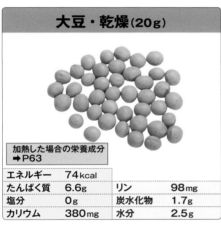

加熱した場合の栄養成分
→P63

エネルギー	74kcal		
たんぱく質	6.6g	リン	98mg
塩分	0g	炭水化物	1.7g
カリウム	380mg	水分	2.5g

木綿豆腐（1/2丁150g）

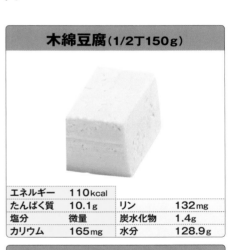

エネルギー	110kcal		
たんぱく質	10.1g	リン	132mg
塩分	微量	炭水化物	1.4g
カリウム	165mg	水分	128.9g

絹豆腐（1/2丁150g）

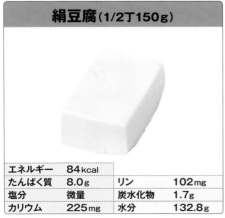

エネルギー	84kcal		
たんぱく質	8.0g	リン	102mg
塩分	微量	炭水化物	1.7g
カリウム	225mg	水分	132.8g

充てん豆腐（1パック100g）

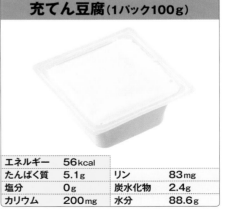

エネルギー	56kcal		
たんぱく質	5.1g	リン	83mg
塩分	0g	炭水化物	2.4g
カリウム	200mg	水分	88.6g

高野豆腐・水煮（1個16g）

エネルギー	17kcal		
たんぱく質	1.7g	リン	29mg
塩分	0.1g	炭水化物	0.2g
カリウム	0mg	水分	12.7g

納豆（1パック50g）

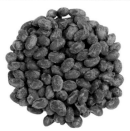

エネルギー	95kcal		
たんぱく質	7.3g	リン	95mg
塩分	0g	炭水化物	3.9g
カリウム	330mg	水分	29.8g

厚揚げ（1個160g）

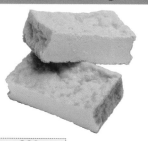

エネルギー	229kcal		
たんぱく質	16.5g	リン	240mg
塩分	0g	炭水化物	1.9g
カリウム	190mg	水分	121.4g

油揚げ・油抜き（1枚20g）

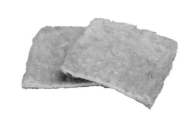

エネルギー	53kcal		
たんぱく質	3.6g	リン	56mg
塩分	0g	炭水化物	0.3g
カリウム	10mg	水分	11.4g

湯葉・生（1枚40g）

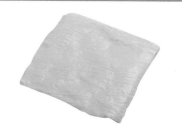

エネルギー	87kcal		
たんぱく質	8.6g	リン	100mg
塩分	0g	炭水化物	2.0g
カリウム	120mg	水分	23.6g

おから・生（1/2カップ40g）

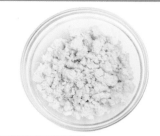

エネルギー	35kcal		
たんぱく質	2.2g	リン	40mg
塩分	0g	炭水化物	1.3g
カリウム	140mg	水分	30.2g

point 大豆に含まれるサポニンやレシチン、不飽和脂肪酸は、血中のコレステロール値を下げる作用があるため、動脈硬化の予防に効果的です。**大豆製品**にはさまざまな種類があるので、毎日の食事に取り入れましょう。

がんもどき（1個50g）

エネルギー	112kcal		
たんぱく質	7.6g	リン	100mg
塩分	0.3g	炭水化物	0.7g
カリウム	40mg	水分	31.8g

きなこ（大さじ3杯20g）

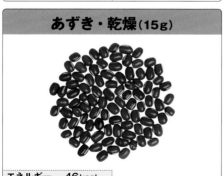

エネルギー	90kcal		
たんぱく質	6.9g	リン	130mg
塩分	0g	炭水化物	2.8g
カリウム	400mg	水分	0.8g

あずき・乾燥（15g）

エネルギー	46kcal		
たんぱく質	2.7g	リン	53mg
塩分	0g	炭水化物	5.7g
カリウム	200mg	水分	2.1g

豆乳（コップ1杯200ml）

210gに相当

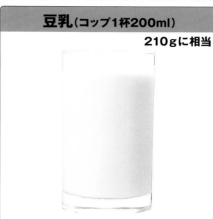

	無調整豆乳	調整豆乳
エネルギー	92kcal	132kcal
たんぱく質	7.1g	6.5g
塩分	0g	0.2g
カリウム	400mg	360mg
リン	100mg	92mg
炭水化物	6.9g	10.1g
水分	190.7g	184.6g

あんこ（大さじ1杯20g）

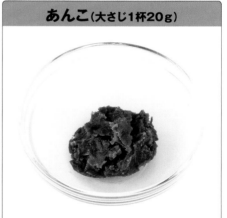

	つぶあん	こしあん
エネルギー	48kcal	29kcal
たんぱく質	1.0g	1.7g
塩分	0g	0g
カリウム	32mg	12mg
リン	15mg	17mg
炭水化物	9.9g	4.4g
水分	7.9g	12.4g

いんげん豆・乾燥（20g）

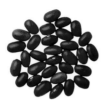

加熱した場合の栄養成分
➡P63

エネルギー	56kcal		
たんぱく質	3.5g	リン	74mg
塩分	0g	炭水化物	8.5g
カリウム	280mg	水分	3.1g

白花豆・乾燥（20g）

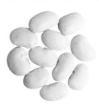

加熱した場合の栄養成分
➡P63

エネルギー	55kcal		
たんぱく質	2.7g	リン	86mg
塩分	0g	炭水化物	7.7g
カリウム	340mg	水分	3.1g

えんどう豆・乾燥（15g）

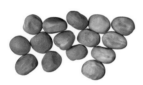

加熱した場合の栄養成分
➡P63

エネルギー	47kcal		
たんぱく質	2.7g	リン	54mg
塩分	0g	炭水化物	7.2g
カリウム	130mg	水分	2.0g

黒豆・乾燥（15g）

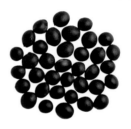

エネルギー	52kcal		
たんぱく質	4.7g	リン	93mg
塩分	0g	炭水化物	1.7g
カリウム	270mg	水分	1.9g

ささげ・乾燥（大さじ1杯15g）

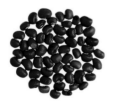

加熱した場合の栄養成分
➡P63

エネルギー	42kcal		
たんぱく質	2.9g	リン	60mg
塩分	0g	炭水化物	6.2g
カリウム	210mg	水分	2.3g

腎臓を守るコツ！

大豆製品のバリエーションを楽しみながら、血管を守る

　大豆には、サポニンやレシチンという悪玉コレステロールを下げる成分やイソフラボンという動脈硬化を防ぐ成分が含まれており、たんぱく源に適しています。時間がない朝には豆乳や納豆、さっと作りたいときには湯豆腐、食べごたえが欲しいときにはおからハンバーグなど、バリエーションをつけると、飽きずに食べられます。

point
- 豆類のカリウムはゆでたり煮たりすることで減りますが、食べ過ぎないようにしましょう。
- 春雨はたんぱく質を含まず、カリウムやリンも少ないので、エネルギーアップに最適です。

ひよこ豆・乾燥（15g）

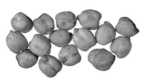

加熱した場合の栄養成分
➡ 下段

エネルギー	50kcal		
たんぱく質	2.5g	リン	41mg
塩分	0g	炭水化物	7.4g
カリウム	180mg	水分	1.6g

緑豆春雨・乾燥（15g）

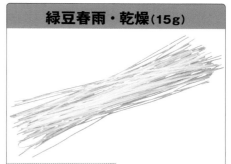

エネルギー	52kcal		
たんぱく質	0g*2	リン	2mg
塩分	微量	炭水化物	12.5g
カリウム	2mg	水分	1.8g

加熱や調理法の違いによる栄養成分の変化

加熱したり味をつけて調理したりすると栄養成分がどう変化するか比較してみましょう。

大豆・乾燥（1食分） 他の栄養成分はP.59参照

	乾燥だと	ゆでると
重量	20g	44g
エネルギー	74kcal	72kcal
たんぱく質	6.6g	6.2g
カリウム	380mg	230mg

白花豆・乾燥（1食分） 他の栄養成分はP.62参照

	乾燥だと	ゆでると
重量	20g	52g
エネルギー	55kcal	54kcal
たんぱく質	2.7g	2.6g
カリウム	340mg	230mg

いんげん豆・乾燥（1食分） 他の栄養成分はP.62参照

	乾燥だと	ゆでると	煮豆だと
重量	20g	44g	44g
エネルギー	56kcal	56kcal	94kcal*1
たんぱく質	3.5g	3.2g	2.7g
カリウム	280mg	180mg	100mg

えんどう豆・乾燥（1食分） 他の栄養成分はP.62参照

	乾燥だと	ゆでると	煮豆だと
重量	15g	33g	33g
エネルギー	47kcal	43kcal	75kcal*1
たんぱく質	2.7g	2.4g	1.5g
カリウム	130mg	86mg	33mg

ささげ・乾燥（1食分） 他の栄養成分はP.62参照

	乾燥だと	ゆでると
重量	15g	35g
エネルギー	42kcal	46kcal
たんぱく質	2.9g	2.9g
カリウム	210mg	140mg

ひよこ豆・乾燥（1食分） 他の栄養成分はP.63参照

	乾燥だと	ゆでると
重量	15g	33g
エネルギー	50kcal	49kcal
たんぱく質	2.5g	2.6g
カリウム	180mg	120mg

＊1 いんげん豆とえんどう豆の煮豆は砂糖が入っているため、エネルギー量が高くなります。
＊2「アミノ酸組成によるたんぱく質」ではなく「たんぱく質」の数値で計算しています。

たんぱく質が少なめのおすすめ豆製品ベスト8

1食分の主菜でとってよいたんぱく質量の目安8gで、
どのくらい分量の豆製品が食べられるのか、多い順にランキングしました。

第1位

1食あたり
258g
とれる！

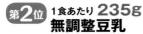

調整豆乳

エネルギー	カリウム	塩分
163kcal	439mg	0.3g

第2位　1食あたり **235g**
無調整豆乳

エネルギー	104kcal	カリウム	447mg	塩分	0g

第3位　1食あたり **163g** つぶあん

エネルギー	390kcal	カリウム	261mg	塩分	0.2g

●第4位● 1食あたり **160g** 白花豆〈ゆで〉

エネルギー	165kcal	カリウム	704mg	塩分	0g

●第5位● 1食あたり **157g** 充てん豆腐

エネルギー	88kcal	カリウム	314mg	塩分	0g

●第6位● 1食あたり **151g** 絹豆腐

エネルギー	85kcal	カリウム	226mg	塩分	微量

●第7位● 1食あたり **148g** おから

エネルギー	130kcal	カリウム	519mg	塩分	0g

●第8位● 1食あたり **119g** 木綿豆腐

エネルギー	87kcal	カリウム	131mg	塩分	微量

たんぱく質が多めの要注意豆製品ワースト10

おすすめ豆製品とは逆に、1食分の主菜でとってよいたんぱく質量の目安8gで、
食べられる分量が少ない順のランキングです。

第1位

1食あたり
16g
しか食べられない！

高野豆腐〈乾燥〉

エネルギー	カリウム	塩分
79kcal	5mg	0.2g

第2位　1食あたり **23g** きなこ

エネルギー	97kcal	カリウム	486mg	塩分	0g

第3位　1食あたり **37g** 湯葉〈生〉

エネルギー	81kcal	カリウム	108mg	塩分	0g

●第4位● 1食あたり **45g** 油揚げ〈油抜き〉

エネルギー	119kcal	カリウム	23mg	塩分	0g

●第5位● 1食あたり **53g** がんもどき

エネルギー	117kcal	カリウム	42mg	塩分	0.3g

●第6位● 1食あたり **55g** 納豆

エネルギー	105kcal	カリウム	364mg	塩分	0g

●第7位● 1食あたり **58g** 大豆〈ゆで〉

エネルギー	84kcal	カリウム	255mg	塩分	0g

●第8位● 1食あたり **78g** 厚揚げ

エネルギー	111kcal	カリウム	93mg	塩分	0g

●第9位● 1食あたり **94g** こしあん

エネルギー	138kcal	カリウム	56mg	塩分	0g

●第10位● 1食あたり **98g** ささげ〈ゆで〉

エネルギー	127kcal	カリウム	390mg	塩分	0g

果 物

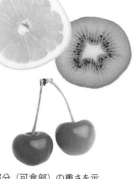

　果物にはビタミン類が豊富に含まれていますが、カリウムや水分の含有量も多いため、カリウム制限や水分制限のある人は、特に注意が必要です。

　食べる量を少なめにするか、カリウムの含有量が少なめのものを選び、1日120g程度までを目安に。たんぱく質が多めの果物は間食には向いていません。

※果物は種や皮などの廃棄部分が出るため、目安量となる重さと食べられる部分（可食部）の重さを示しています。なお、栄養成分は可食部の値です。

アボカド（1個200g・可食部140g）

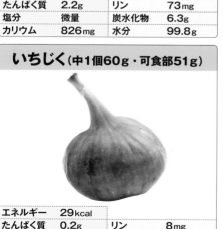

エネルギー	249kcal		
たんぱく質	2.2g	リン	73mg
塩分	微量	炭水化物	6.3g
カリウム	826mg	水分	99.8g

いちご（中1粒15g）

エネルギー	5kcal		
たんぱく質	0.1g	リン	5mg
塩分	0g	炭水化物	1.0g
カリウム	26mg	水分	13.5g

いちじく（中1個60g・可食部51g）

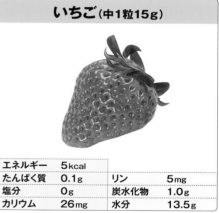

エネルギー	29kcal		
たんぱく質	0.2g	リン	8mg
塩分	0g	炭水化物	6.4g
カリウム	87mg	水分	43.1g

いよかん（1個250g・可食部150g）

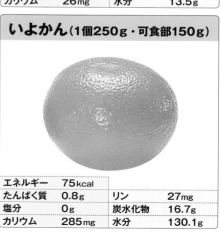

エネルギー	75kcal		
たんぱく質	0.8g	リン	27mg
塩分	0g	炭水化物	16.7g
カリウム	285mg	水分	130.1g

バレンシアオレンジ（1個250g・可食部150g）

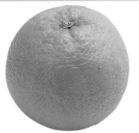

エネルギー	63kcal		
たんぱく質	1.1g	リン	36mg
塩分	0g	炭水化物	14.1g
カリウム	210mg	水分	133.1g

グレープフルーツ（1個400g・可食部280g）

エネルギー	112kcal		
たんぱく質	1.4g	リン	48mg
塩分	0g	炭水化物	23.2g
カリウム	392mg	水分	249.2g

みかん（中1個100g・可食部80g）

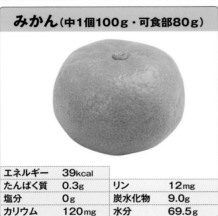

エネルギー	39kcal		
たんぱく質	0.3g	リン	12mg
塩分	0g	炭水化物	9.0g
カリウム	120mg	水分	69.5g

夏みかん・甘夏（1個300g・可食部165g）

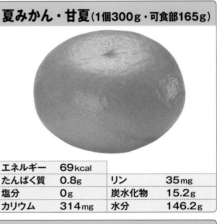

エネルギー	69kcal		
たんぱく質	0.8g	リン	35mg
塩分	0g	炭水化物	15.2g
カリウム	314mg	水分	146.2g

はっさく（1個300g・可食部195g）

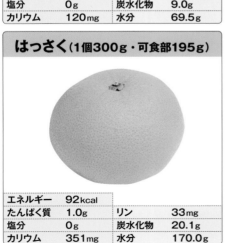

エネルギー	92kcal		
たんぱく質	1.0g	リン	33mg
塩分	0g	炭水化物	20.1g
カリウム	351mg	水分	170.0g

みかん缶詰（果肉100g）

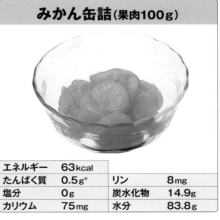

エネルギー	63kcal		
たんぱく質	0.5g*	リン	8mg
塩分	0g	炭水化物	14.9g
カリウム	75mg	水分	83.8g

＊「アミノ酸組成によるたんぱく質」ではなく「たんぱく質」の数値で計算しています。

point 缶詰の果物は生よりもカリウムが少ないため、果物を食べたいときにはおすすめです。特に、カリウム制限がある人は缶詰を選びましょう。ただし、シロップにカリウムが溶け出しているため、シロップは飲まずに捨てます。

柿（1個200g・可食部182g）

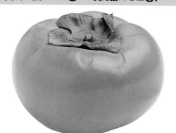

エネルギー	115kcal		
たんぱく質	0.5g	リン	25mg
塩分	0g	炭水化物	26.4g
カリウム	309mg	水分	151.2g

干し柿（1個30g・可食部28g）

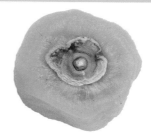

エネルギー	77kcal		
たんぱく質	0.3g	リン	17mg
塩分	0g	炭水化物	16.4g
カリウム	188mg	水分	6.7g

さくらんぼ（2粒10g・可食部9g）

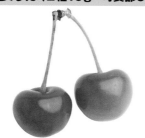

エネルギー	6kcal		
たんぱく質	0.1g	リン	2mg
塩分	0g	炭水化物	1.3g
カリウム	19mg	水分	7.5g

アメリカンチェリー（2粒25g・可食部23g）

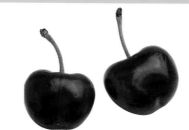

エネルギー	15kcal		
たんぱく質	0.2g	リン	5mg
塩分	0g	炭水化物	3.2g
カリウム	60mg	水分	18.7g

和なし（中1個300g・可食部255g）

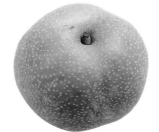

エネルギー	97kcal		
たんぱく質	0.5g	リン	28mg
塩分	0g	炭水化物	23.0g
カリウム	357mg	水分	224.4g

洋なし（中1個200g・可食部170g）

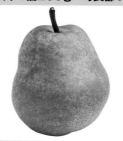

エネルギー	82kcal		
たんぱく質	0.3g	リン	22mg
塩分	0g	炭水化物	16.3g
カリウム	238mg	水分	144.3g

すいか（1/8個400g・可食部240g）

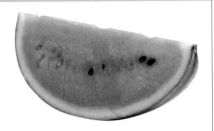

エネルギー	98kcal		
たんぱく質	0.7g	リン	19mg
塩分	0g	炭水化物	22.8g
カリウム	288mg	水分	215.0g

マンゴー（1個450g・可食部293g）

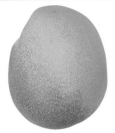

エネルギー	199kcal		
たんぱく質	1.5g	リン	35mg
塩分	0g	炭水化物	46.0g
カリウム	498mg	水分	240.3g

パイナップル（1/6個240g、可食部132g）

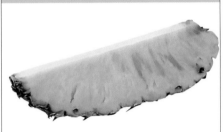

エネルギー	71kcal		
たんぱく質	0.5g	リン	12mg
塩分	0g	炭水化物	15.7g
カリウム	198mg	水分	112.5g

パイナップル缶詰（2個80g）

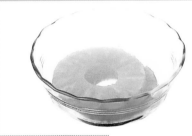

エネルギー	61kcal		
たんぱく質	0.2g	リン	6mg
塩分	0g	炭水化物	16.0g
カリウム	96mg	水分	63.1g

バナナ（中1本150g・可食部90g）

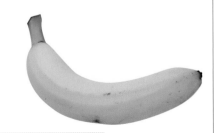

エネルギー	84kcal		
たんぱく質	0.6g	リン	24mg
塩分	0g	炭水化物	19.0g
カリウム	324mg	水分	67.9g

バナナ・乾燥（20g）

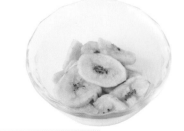

エネルギー	63kcal		
たんぱく質	0.5g	リン	17mg
塩分	0g	炭水化物	14.1g
カリウム	260mg	水分	2.9g

- **アボカド**（→P65）、**バナナ**、**メロン**は、果物のなかでも特にカリウムが多いため、食べ過ぎに気をつけます。
- **干しぶどう**などのドライフルーツは、栄養成分が凝縮され、カリウム量が多くなるので要注意です。

果物

ぶどう・巨峰（1/2房200g・可食部170g）

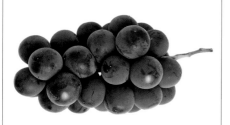

エネルギー	99kcal		
たんぱく質	0.3g	リン	26mg
塩分	0g	炭水化物	25.2g
カリウム	221mg	水分	142.0g

ぶどう・デラウェア（中1房120g・可食部102g）

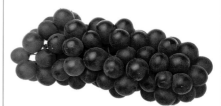

エネルギー	59kcal		
たんぱく質	0.2g	リン	15mg
塩分	0g	炭水化物	15.1g
カリウム	133mg	水分	85.2g

ブルーベリー （10粒20g）

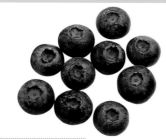

エネルギー	10kcal		
たんぱく質	0.1g	リン	2mg
塩分	0g	炭水化物	2.0g
カリウム	14mg	水分	17.3g

干しぶどう（30g）

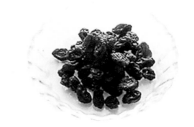

エネルギー	97kcal		
たんぱく質	0.6g	リン	27mg
塩分	微量	炭水化物	22.8g
カリウム	222mg	水分	4.4g

メロン・マスクメロン（1/6個200g・可食部100g）

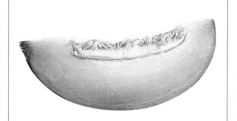

エネルギー	40kcal		
たんぱく質	0.7g	リン	21mg
塩分	0g	炭水化物	10.3g
カリウム	340mg	水分	87.8g

りんご（中1個250g・可食部213g）

皮むき

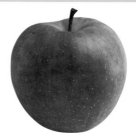

エネルギー	113kcal		
たんぱく質	0.2g	リン	26mg
塩分	0g	炭水化物	27.7g
カリウム	256mg	水分	179.1g

桃（中1個200g・可食部170g）

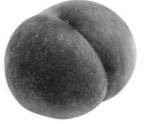

エネルギー	65kcal		
たんぱく質	0.7g	リン	31mg
塩分	0g	炭水化物	14.3g
カリウム	306mg	水分	150.8g

桃缶詰・白桃（2個100g）

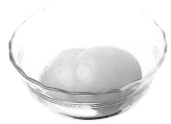

エネルギー	82kcal		
たんぱく質	0.3g	リン	9mg
塩分	0g	炭水化物	19.4g
カリウム	80mg	水分	78.5g

すもも（中1個60g・可食部56g）

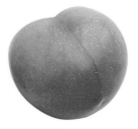

エネルギー	26kcal		
たんぱく質	0.2g	リン	8mg
塩分	0g	炭水化物	4.5g
カリウム	84mg	水分	49.6g

干しプルーン・種なし（1粒8g）

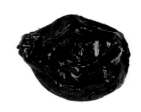

エネルギー	17kcal		
たんぱく質	0.1g	リン	6mg
塩分	0g	炭水化物	3.5g
カリウム	58mg	水分	2.7g

びわ（中1個50g・可食部35g）

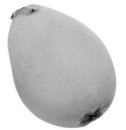

エネルギー	14kcal		
たんぱく質	0.1g	リン	3mg
塩分	0g	炭水化物	3.2g
カリウム	56mg	水分	31.0g

キウイフルーツ＜緑＞（1個100g・可食部85g）

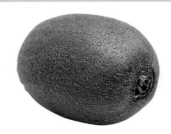

エネルギー	43kcal		
たんぱく質	0.7g	リン	26mg
塩分	0g	炭水化物	7.7g
カリウム	255mg	水分	72.0g

● 血糖値が高い人は、糖度が40%以上55%未満の**低糖度のジャム**がおすすめです。
● **生のレモン**を絞ると、1個から約40mlの果汁がとれます。栄養成分は、市販のレモン果汁と同様です。

果物

パパイヤ・完熟 (1/2個250g・可食部163g)

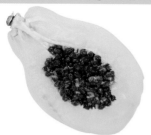

エネルギー	54kcal		
たんぱく質	0.3g	リン	18mg
塩分	0g	炭水化物	12.4g
カリウム	342mg	水分	145.4g

レモン汁 (大さじ1杯15g)

エネルギー	4kcal		
たんぱく質	0g	リン	1mg
塩分	0g	炭水化物	0.3g
カリウム	15mg	水分	13.6g

いちごジャム・高糖度 (大さじ1杯21g)

糖度50%以上

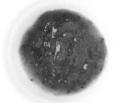

エネルギー	53kcal		
たんぱく質	0.1g	リン	3mg
塩分	0g	炭水化物	13.0g
カリウム	14mg	水分	7.6g

ブルーベリージャム (大さじ1杯21g)

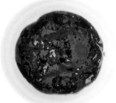

エネルギー	37kcal		
たんぱく質	0.1g	リン	3mg
塩分	0g	炭水化物	8.4g
カリウム	16mg	水分	11.6g

マーマレード (大さじ1杯21g)

糖度50%以上

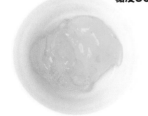

エネルギー	49kcal		
たんぱく質	微量	リン	1mg
塩分	0g	炭水化物	13.1g
カリウム	6mg	水分	7.6g

腎臓 を 守る コツ!

果物に含まれる果糖のとり過ぎも注意!

　砂糖は、ブドウ糖と果糖から構成されています。その名の通り、果物には果糖がたくさん含まれています。この果糖をとり過ぎると、血中の中性脂肪が増えることがわかっています。中性脂肪が増えると、動脈硬化が進行し、腎臓もダメージを受けます。果糖は、清涼飲料水やお菓子にも含まれるので、とり過ぎには気をつけましょう。

カリウムが少なめのおすすめ果物ベスト11

1日にとりたい果物120gに含まれるカリウム量が少ない順にランキングしました。

第1位

120gあたり
カリウム
84mg　ブルーベリー

エネルギー	たんぱく質	塩分
58kcal	0.4g	0g

第2位 120gあたり **90mg** みかん缶詰

エネルギー	76kcal	たんぱく質	0.6g*	塩分	0g

第3位 120gあたり **96mg** 桃缶詰〈白桃〉

エネルギー	98kcal	たんぱく質	0.4g	塩分	0g

●第4位 120gあたり **144mg**

りんご

エネルギー	64kcal	たんぱく質	0.1g	塩分	0g

パイナップル缶詰

エネルギー	91kcal	たんぱく質	0.4g	塩分	0g

すいか

エネルギー	49kcal	たんぱく質	0.4g	塩分	0g

●第7位● 120gあたり **168mg**

洋なし

エネルギー	58kcal	たんぱく質	0.2g	塩分	0g

グレープフルーツ

エネルギー	48kcal	たんぱく質	0.6g	塩分	0g

和なし

エネルギー	46kcal	たんぱく質	0.2g	塩分	0g

●第10位● 120gあたり **180mg**

うんしゅうみかん

エネルギー	59kcal	たんぱく質	0.5g	塩分	0g

パイナップル

エネルギー	65kcal	たんぱく質	0.5g	塩分	0g

たんぱく質が多めの要注意果物ワースト10

1日にとりたい果物120gに含まれるたんぱく質量が多い順にランキングしました。

第1位

120gあたり
たんぱく質
2.4g　干しぶどう

エネルギー	カリウム	塩分
389kcal	888mg	0g

第2位 120gあたり **1.9g** 干しプルーン〈種なし〉

エネルギー	253kcal	カリウム	876mg	塩分	0g

第3位 120gあたり **1.9g** アボカド

エネルギー	214kcal	カリウム	708mg	塩分	微量

●第4位 120gあたり **1.2g**

干し柿

エネルギー	329kcal	カリウム	804mg	塩分	0g

アメリカンチェリー

エネルギー	77kcal	カリウム	312mg	塩分	0g

●第6位● 120gあたり **1.0g**

さくらんぼ

エネルギー	77kcal	カリウム	252mg	塩分	0g

キウイフルーツ

エネルギー	61kcal	カリウム	360mg	塩分	0g

●第8位● 120gあたり **0.8g**

バレンシアオレンジ

エネルギー	50kcal	カリウム	168mg	塩分	0g

バナナ

エネルギー	112kcal	カリウム	432mg	塩分	0g

種実類

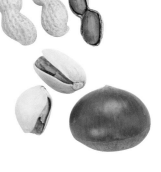

　ナッツやごまなどの種実類に含まれる不飽和脂肪酸という良質な油脂は、動脈硬化の予防に役立ちます。

　ただし、種実類は高たんぱくでカリウムが多くエネルギーも高めなので、1日20g程度までにしましょう。少量なら小腹が空いたときの間食におすすめです。

　また、症状によっては控えたほうがよい場合もあるので、かかりつけの医師に相談してください。

アーモンド・いり（5粒7g）

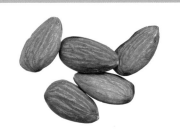

エネルギー	43kcal		
たんぱく質	1.3g	リン	34mg
塩分	0g	炭水化物	0.8g
カリウム	52mg	水分	0.1g

カシューナッツ・フライ（5粒8g）

味つけ

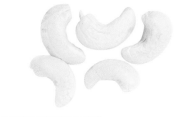

エネルギー	47kcal		
たんぱく質	1.5g	リン	39mg
塩分	0g	炭水化物	1.6g
カリウム	47mg	水分	0.3g

くるみ・いり（5かけ15g）

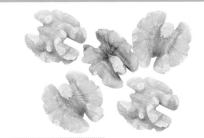

エネルギー	107kcal		
たんぱく質	2.0g	リン	42mg
塩分	0g	炭水化物	0.6g
カリウム	81mg	水分	0.5g

ぎんなん・ゆで（1個2g）

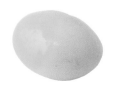

エネルギー	3kcal		
たんぱく質	0.1g	リン	2mg
塩分	0g	炭水化物	0.7g
カリウム	12mg	水分	1.1g

甘栗（1粒7g・可食部6g）

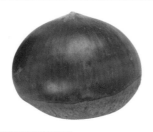

エネルギー	12kcal		
たんぱく質	0.3g	リン	7mg
塩分	0g	炭水化物	2.4g
カリウム	34mg	水分	2.7g

和栗甘露煮（1粒15g）

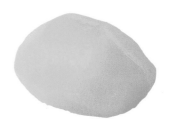

エネルギー	35kcal		
たんぱく質	0.2g	リン	4mg
塩分	0g	炭水化物	8.2g
カリウム	11mg	水分	6.1g

落花生・いり（殻つき5個13g・可食部9g）

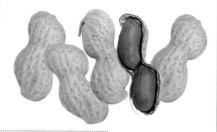

エネルギー	55kcal		
たんぱく質	2.1g	リン	35mg
塩分	0g	炭水化物	0.9g
カリウム	68mg	水分	0.2g

バターピーナッツ（10粒8g）

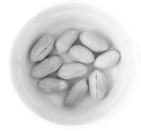

エネルギー	49kcal		
たんぱく質	1.8g	リン	30mg
塩分	0g	炭水化物	0.8g
カリウム	56mg	水分	0.2g

ピーナッツバター（10g）

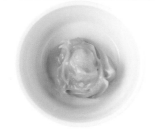

エネルギー	60kcal		
たんぱく質	2.0g	リン	37mg
塩分	0.1g	炭水化物	2.1g
カリウム	65mg	水分	0.1g

ピスタチオ・いり（殻つき5粒9g・可食部5g）

味つけ

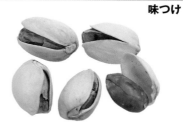

エネルギー	31kcal		
たんぱく質	0.8g	リン	22mg
塩分	0g	炭水化物	0.7g
カリウム	49mg	水分	0.1g

- **point** ● **落花生**はたんぱく質が多いため、加工品の**ピーナッツバター**なども食べ過ぎに注意しましょう。
- ● **味つけされたナッツ**は高塩分になるため、味つけされていないナッツの香ばしさを楽しみます。

マカダミアナッツ・いり（5粒10g）

味つけ

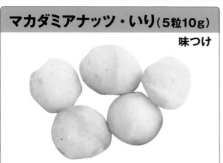

エネルギー	75kcal		
たんぱく質	0.8g	リン	14mg
塩分	0.1g	炭水化物	0.7g
カリウム	30mg	水分	0.1g

ごま・いり（小さじ1杯3g）

エネルギー	18kcal		
たんぱく質	0.6g	リン	17mg
塩分	0g	炭水化物	0.3g
カリウム	12mg	水分	0g

松の実・いり（10g）

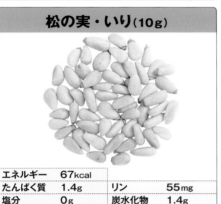

エネルギー	67kcal		
たんぱく質	1.4g	リン	55mg
塩分	0g	炭水化物	1.4g
カリウム	62mg	水分	0.2g

かぼちゃの種・いり（10g）

味つけ

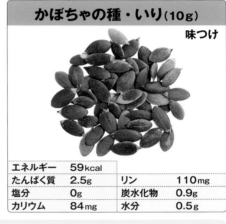

エネルギー	59kcal		
たんぱく質	2.5g	リン	110mg
塩分	0g	炭水化物	0.9g
カリウム	84mg	水分	0.5g

選ぶならコレ たんぱく質が少なめのおすすめ種実類ベスト6

1食分の目安量20gに含まれるたんぱく質量が少ない順にランキングしました。

第1位

20gあたり
たんぱく質
0.3g **和栗甘露煮**

エネルギー	カリウム	塩分
46kcal	15mg	0g

第2位 20gあたり **0.8g** **ぎんなん**〈ゆで〉

エネルギー	34kcal	カリウム	116mg	塩分	0g

第3位 20gあたり **0.9g** **甘栗**

エネルギー	41kcal	カリウム	112mg	塩分	0g

● 第4位 ● 20gあたり **1.5g** **マカダミア**〈いり・味つけ〉

エネルギー	150kcal	カリウム	60mg	塩分	0.1g

● 第5位 ● 20gあたり **2.7g**

くるみ〈いり〉

エネルギー	143kcal	カリウム	108mg	塩分	0g

松の実〈いり〉

エネルギー	134kcal	カリウム	124mg	塩分	0g

野 菜

　野菜は、ビタミンやミネラル、食物繊維をたくさん含んでいます。これらは、そのほかの栄養素の働きを助けるという重要な役割があります。しかし、カリウムが多いので、カリウム制限のある人は、注意してください。カリウムは、ゆでたり、水にさらしたりすることで減らせます。

※野菜は根元や皮などの廃棄部分が出るため、目安量となる重さと食べられる部分（可食部）の重さを示しています。なお、栄養成分は可食部の値です。
※加熱して食べる野菜については、ゆでた場合のカリウム減少率も記載しています。

あしたば（1/3束60g）

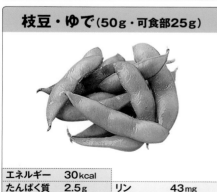

加熱した場合の栄養成分
➡P90

エネルギー	18kcal	リン	39mg
たんぱく質	1.4g	炭水化物	1.2g
塩分	0.1g	水分	53.2g
カリウム	324mg	（ゆでると28％減）	

アスパラガス（1本20g）

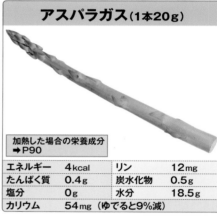

加熱した場合の栄養成分
➡P90

エネルギー	4kcal	リン	12mg
たんぱく質	0.4g	炭水化物	0.5g
塩分	0g	水分	18.5g
カリウム	54mg	（ゆでると9％減）	

枝豆・ゆで（50g・可食部25g）

エネルギー	30kcal		
たんぱく質	2.5g	リン	43mg
塩分	0g	炭水化物	1.6g
カリウム	123mg	水分	18.0g

オクラ（1本12g・可食部10g）

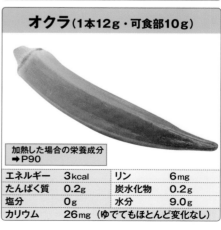

加熱した場合の栄養成分
➡P90

エネルギー	3kcal	リン	6mg
たんぱく質	0.2g	炭水化物	0.2g
塩分	0g	水分	9.0g
カリウム	26mg	（ゆでてもほとんど変化なし）	

● カリウム制限がある場合は、**水にさらしたり**、**下ゆでしたり**してカリウムを減らしてから調理しましょう。
● たんぱく質は調整が難しいため、少なめの野菜を選びます。特に、**青菜類**はたんぱく質が多いので要注意。

野菜 ● 緑黄色野菜

かいわれ大根（1パック可食部50g）

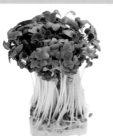

エネルギー	11kcal		
たんぱく質	0.9g	リン	31mg
塩分	0g	炭水化物	1.0g
カリウム	50mg	水分	46.7g

かぼちゃ（1/16個75g・可食部68g）

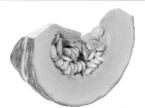

加熱した場合の栄養成分
➡P90

エネルギー	53kcal	リン	29mg
たんぱく質	0.8g	炭水化物	12.0g
塩分	0g	水分	51.8g
カリウム	306mg （ゆでてもほとんど変化なし）		

グリンピース（むき身10粒10g）

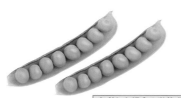

加熱した場合の栄養成分
➡P90

エネルギー	8kcal	リン	12mg
たんぱく質	0.5g	炭水化物	1.0g
塩分	0g	水分	7.7g
カリウム	34mg （ゆでると9%減）		

小松菜（2株80g・可食部73g）

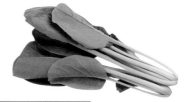

加熱した場合の栄養成分
➡P90

エネルギー	9kcal	リン	33mg
たんぱく質	0.9g	炭水化物	0.6g
塩分	0g	水分	68.7g
カリウム	365mg （ゆでると75%減）		

さやいんげん（5本40g）

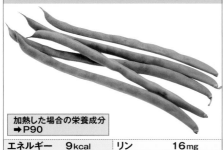

加熱した場合の栄養成分
➡P90

エネルギー	9kcal	リン	16mg
たんぱく質	0.5g	炭水化物	1.2g
塩分	0g	水分	36.9g
カリウム	104mg （ゆでてもほとんど変化なし）		

さやえんどう（10さや35g）

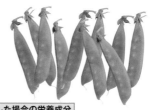

加熱した場合の栄養成分
➡P90

エネルギー	13kcal	リン	22mg
たんぱく質	0.6g	炭水化物	2.0g
塩分	0g	水分	31.0g
カリウム	70mg （ゆでると23%減）		

スナップえんどう（5さや50g）

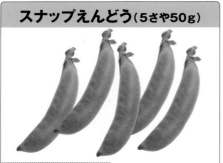

エネルギー	24kcal		
たんぱく質	0.8g	リン	31mg
塩分	0g	炭水化物	4.4g
カリウム	80mg	水分	43.3g

ししとうがらし（1本4g）

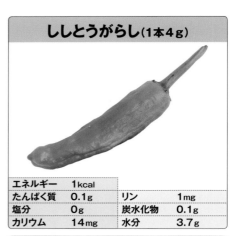

エネルギー	1kcal		
たんぱく質	0.1g	リン	1mg
塩分	0g	炭水化物	0.1g
カリウム	14mg	水分	3.7g

春菊（1袋100g）

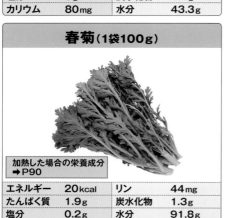

加熱した場合の栄養成分
➡P90

エネルギー	20kcal	リン	44mg
たんぱく質	1.9g	炭水化物	1.3g
塩分	0.2g	水分	91.8g
カリウム	460mg	（ゆでると54%減）	

そら豆（5粒60g・可食部45g）

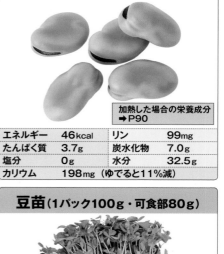

加熱した場合の栄養成分
➡P90

エネルギー	46kcal	リン	99mg
たんぱく質	3.7g	炭水化物	7.0g
塩分	0g	水分	32.5g
カリウム	198mg	（ゆでると11%減）	

チンゲンサイ（1株100g・可食部85g）

加熱した場合の栄養成分
➡P90

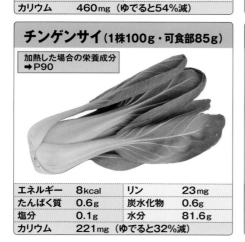

エネルギー	8kcal	リン	23mg
たんぱく質	0.6g	炭水化物	0.6g
塩分	0.1g	水分	81.6g
カリウム	221mg	（ゆでると32%減）	

豆苗（1パック100g・可食部80g）

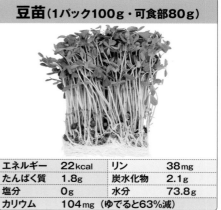

エネルギー	22kcal	リン	38mg
たんぱく質	1.8g	炭水化物	2.1g
塩分	0g	水分	73.8g
カリウム	104mg	（ゆでると63%減）	

野菜 ● 緑黄色野菜

トマト（1個160g・可食部155g）

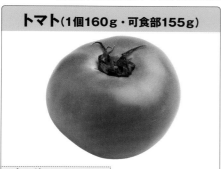

エネルギー	31kcal		
たんぱく質	0.8g	リン	40mg
塩分	0g	炭水化物	5.4g
カリウム	326mg	水分	145.7g

ミニトマト（1個10g）

エネルギー	3kcal		
たんぱく質	0.1g	リン	3mg
塩分	0g	炭水化物	0.6g
カリウム	29mg	水分	9.1g

トマトホール缶（1/4缶100g）

食塩無添加

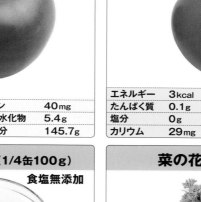

エネルギー	21kcal		
たんぱく質	0.9g	リン	26mg
塩分	微量	炭水化物	3.2g
カリウム	240mg	水分	93.3g

菜の花（1/8束25g）

加熱した場合の栄養成分
➡P90

エネルギー	9kcal		リン	22mg
たんぱく質	0.9g		炭水化物	0.6g
塩分	0g		水分	22.1g
カリウム	98mg （ゆでると56%減）			

ニラ（1/4束25g）

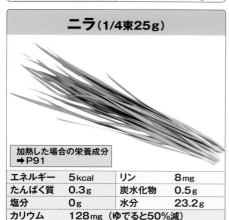

加熱した場合の栄養成分
➡P91

エネルギー	5kcal		リン	8mg
たんぱく質	0.3g		炭水化物	0.5g
塩分	0g		水分	23.2g
カリウム	128mg （ゆでると50%減）			

にんじん（1本150g・可食部135g）

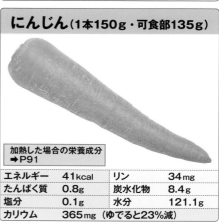

加熱した場合の栄養成分
➡P91

エネルギー	41kcal		リン	34mg
たんぱく質	0.8g		炭水化物	8.4g
塩分	0.1g		水分	121.1g
カリウム	365mg （ゆでると23%減）			

79

パプリカ・赤（1個150g・可食部135g）

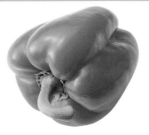

エネルギー	38kcal		
たんぱく質	1.1g	リン	30mg
塩分	0g	炭水化物	7.8g
カリウム	284mg	水分	123.0g

ピーマン（1個35g・可食部30g）

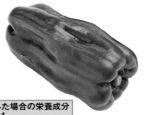

加熱した場合の栄養成分
➡P91

エネルギー	6kcal		
たんぱく質	0.2g	リン	7mg
塩分	0g	炭水化物	0.9g
カリウム	57mg	水分	28.0g

ブロッコリー（3房50g）

加熱した場合の栄養成分
➡P91

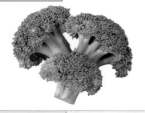

エネルギー	19kcal	リン	55mg
たんぱく質	1.9g	炭水化物	1.6g
塩分	0g	水分	43.1g
カリウム	230mg	（ゆでると49%減）	

ほうれん草（2株60g・可食部54g）

加熱した場合の栄養成分
➡P91

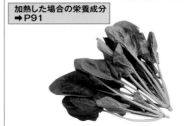

エネルギー	10kcal	リン	25mg
たんぱく質	0.9g	炭水化物	0.1g
塩分	0g	水分	49.9g
カリウム	373mg	（ゆでると50%減）	

モロヘイヤ（2本10g）

加熱した場合の栄養成分
➡P91

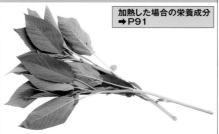

エネルギー	4kcal	リン	11mg
たんぱく質	0.4g	炭水化物	0.2g
塩分	0g	水分	8.6g
カリウム	53mg	（ゆでると55%減）	

水菜（2株40g・可食部34g）

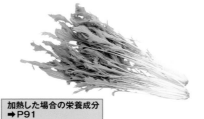

加熱した場合の栄養成分
➡P91

エネルギー	8kcal	リン	22mg
たんぱく質	0.6g	炭水化物	0.7g
塩分	0g	水分	31.1g
カリウム	163mg	（ゆでると36%減）	

- カリウム制限が必要な人は、野菜を**炒めもの**にするときも、下ゆでしてカリウムを減らしておきましょう。
- 切り干し大根などの**干し野菜**は、ドライフルーツと同様にカリウムが多くなるので、食べ過ぎないこと。

カリフラワー（3房60g）

加熱した場合の栄養成分
➡P91

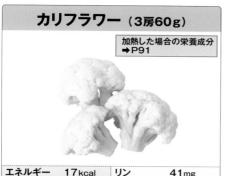

エネルギー	17kcal	リン	41mg
たんぱく質	1.3g	炭水化物	1.7g
塩分	0g	水分	54.5g
カリウム	246mg （ゆでると47%減）		

きゅうり（1本100g）

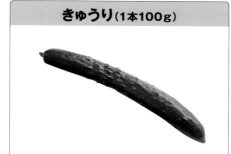

エネルギー	13kcal		
たんぱく質	0.7g	リン	36mg
塩分	0g	炭水化物	2.0g
カリウム	200mg	水分	95.4g

切り干し大根（1食分10g）

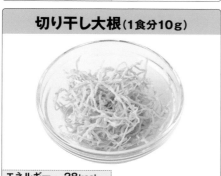

エネルギー	28kcal		
たんぱく質	0.7g	リン	22mg
塩分	0.1g	炭水化物	5.1g
カリウム	350mg	水分	0.8g

かぶ（1株）

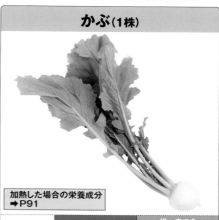

加熱した場合の栄養成分
➡P91

	葉（可食部45g）	根、皮つき（100g・可食部91g）
エネルギー	9kcal	16kcal
たんぱく質	0.9g	0.5g
塩分	0g	0g
カリウム	149mg	255mg
リン	19mg	25mg
炭水化物	0.6g	2.8g
水分	41.5g	85.4g

大根（1/2本）

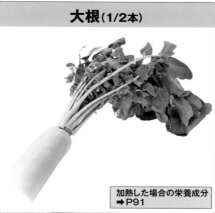

加熱した場合の栄養成分
➡P91

	葉（1本分可食部120g）	根・皮つき生（725g・可食部616g）
エネルギー	28kcal	92kcal
たんぱく質	2.3g	2.5g
塩分	0.1g	0g
カリウム	480mg	1417mg
リン	62mg	111mg
炭水化物	1.9g	17.9g
水分	108.7g	582.7g

キャベツ（1/4個260g・可食部221g）

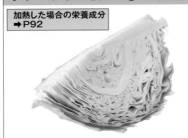

加熱した場合の栄養成分
➡P92

エネルギー	46kcal	リン	60mg
たんぱく質	2.0g	炭水化物	8.4g
塩分	0g	水分	204.9g
カリウム	442mg （ゆでると59%減）		

紫キャベツ（1/4個200g・可食部180g）

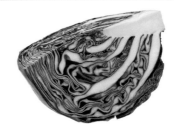

エネルギー	54kcal		
たんぱく質	2.3g	リン	77mg
塩分	0g	炭水化物	8.5g
カリウム	558mg	水分	162.7g

ごぼう（1/2本60g・可食部54g）

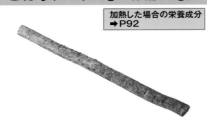

加熱した場合の栄養成分
➡P92

エネルギー	31kcal	リン	33mg
たんぱく質	0.6g	炭水化物	5.6g
塩分	0g	水分	44.1g
カリウム	173mg （ゆでると40%減）		

サニーレタス（1株150g・可食部141g）

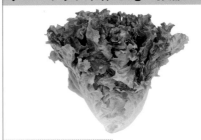

エネルギー	21kcal		
たんぱく質	1.0g	リン	44mg
塩分	0g	炭水化物	2.4g
カリウム	578mg	水分	132.7g

サラダ菜（1株100g・可食部90g）

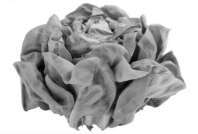

エネルギー	9kcal		
たんぱく質	0.7g	リン	44mg
塩分	0g	炭水化物	1.0g
カリウム	369mg	水分	85.4g

ズッキーニ（1本100g・可食部96g）

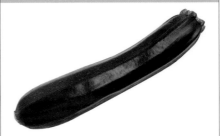

エネルギー	15kcal		
たんぱく質	0.9g	リン	36mg
塩分	0g	炭水化物	1.8g
カリウム	307mg	水分	91.1g

point
- サニーレタスやサラダ菜など、生で食べる野菜は、20分程度水にさらしてカリウムを減らします。
- たけのこは、水煮にしてもカリウムが多いので、カリウム制限をしている人は少量にしましょう。

野菜 ● 淡色野菜

セロリ（1本150g・可食部98g）

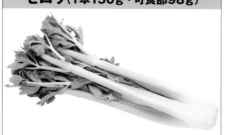

エネルギー	12kcal		
たんぱく質	0.4g	リン	38mg
塩分	0.1g	炭水化物	1.1g
カリウム	402mg	水分	92.8g

たけのこ・水煮（1個150g）

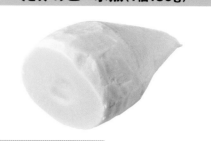

エネルギー	33kcal		
たんぱく質	2.9g	リン	57mg
塩分	0g	炭水化物	3.9g
カリウム	116mg	水分	139.2g

たまねぎ（1個200g・可食部188g）

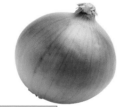

加熱した場合の栄養成分 ➡P92

エネルギー	62kcal	リン	58mg
たんぱく質	1.3g	炭水化物	13.3g
塩分	0g	水分	169.4g
カリウム	282mg （水にさらすと41％減）		

とうがん（1/16個250g・可食部88g）

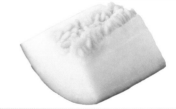

加熱した場合の栄養成分 ➡P92

エネルギー	13kcal	リン	16mg
たんぱく質	0.3g	炭水化物	2.4g
塩分	0g	水分	83.8g
カリウム	176mg （ゆでると9％減）		

とうもろこし（1/2本175g・可食部88g）

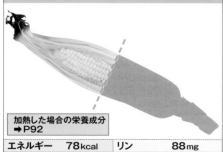

加熱した場合の栄養成分 ➡P92

エネルギー	78kcal	リン	88mg
たんぱく質	2.4g	炭水化物	13.0g
塩分	0g	水分	67.8g
カリウム	255mg （ゆでると10％増*）		

コーン水煮缶（15g）

エネルギー	12kcal		
たんぱく質	0.3g	リン	6mg
塩分	0.1g	炭水化物	2.2g
カリウム	20mg	水分	11.8g

*日本食品標準成分表2020年版（八訂）では、とうもろこし100gあたりのカリウム量は「生」「ゆで」ともに290mgですが、ゆでると重量が増えるため、本書では加熱後のほうが多い数値となっています。

なす（1本90g・可食部81g）

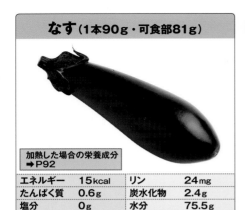

加熱した場合の栄養成分
➡P92

エネルギー	15kcal	リン	24mg
たんぱく質	0.6g	炭水化物	2.4g
塩分	0g	水分	75.5g
カリウム	178mg	（ゆでると18%減）	

にがうり（1本200g・可食部170g）

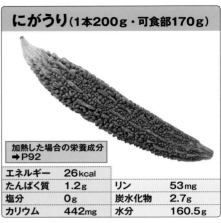

加熱した場合の栄養成分
➡P92

エネルギー	26kcal		
たんぱく質	1.2g	リン	53mg
塩分	0g	炭水化物	2.7g
カリウム	442mg	水分	160.5g

ねぎ（大1本100g・可食部60g）

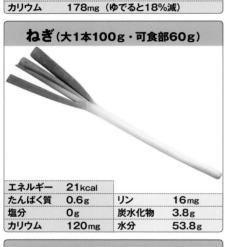

エネルギー	21kcal		
たんぱく質	0.6g	リン	16mg
塩分	0g	炭水化物	3.8g
カリウム	120mg	水分	53.8g

万能ねぎ（1束100g・可食部90g）

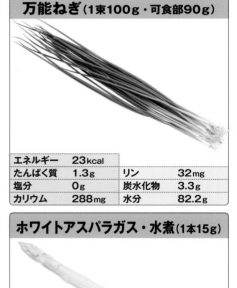

エネルギー	23kcal		
たんぱく質	1.3g	リン	32mg
塩分	0g	炭水化物	3.3g
カリウム	288mg	水分	82.2g

白菜（1/4個435g・可食部409g）

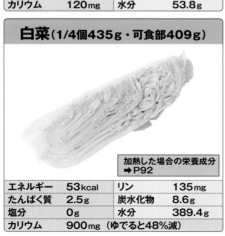

加熱した場合の栄養成分
➡P92

エネルギー	53kcal	リン	135mg
たんぱく質	2.5g	炭水化物	8.6g
塩分	0g	水分	389.4g
カリウム	900mg	（ゆでると48%減）	

ホワイトアスパラガス・水煮（1本15g）

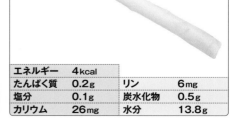

エネルギー	4kcal		
たんぱく質	0.2g	リン	6mg
塩分	0.1g	炭水化物	0.5g
カリウム	26mg	水分	13.8g

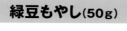

- **大豆もやし**はたんぱく質が多いので、**緑豆もやし**のほうがおすすめです。
- 腎臓病の人は、1日300g程度の野菜が必要です。たんぱく質、カリウムが少ない淡色野菜を多めにします。

緑豆もやし（50g）

加熱した場合の栄養成分
➡P92

エネルギー	8kcal	リン	13mg
たんぱく質	0.6g	炭水化物	0.9g
塩分	0g	水分	47.7g
カリウム	35mg （ゆでると71%減）		

大豆もやし（50g）

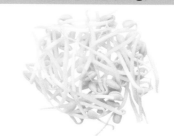

エネルギー	15kcal	リン	26mg
たんぱく質	1.5g	炭水化物	0.6g
塩分	0g	水分	46.0g
カリウム	80mg （ゆでると74%減）		

ヤングコーン（1本10g）

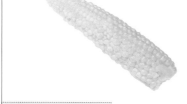

エネルギー	3kcal		
たんぱく質	0.2g	リン	6mg
塩分	0g	炭水化物	0.4g
カリウム	23mg	水分	9.1g

レタス（1/2個150g・可食部147g）

土耕栽培

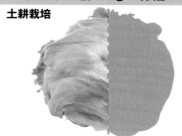

エネルギー	16kcal		
たんぱく質	0.7g	リン	32mg
塩分	0g	炭水化物	2.8g
カリウム	294mg	水分	141.0g

れんこん（1節200g・可食部160g）

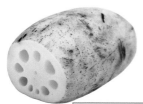

加熱した場合の栄養成分
➡P92

エネルギー	106kcal	リン	118mg
たんぱく質	2.1g	炭水化物	22.6g
塩分	0.2g	水分	130.4g
カリウム	704mg （ゆでると50%減）		

腎臓 を 守る コツ!

"野菜→肉・魚→ごはん"の順に食べ、血糖値の急上昇を防ぐ

糖尿病は、高血圧と並び、慢性腎臓病を引き起こす二大原因。空腹時にごはんやパンなどの炭水化物を多く含む食材を先に食べると、血糖値が急上昇し、糖尿病が悪化しやすくなります。まずは食物繊維が豊富で血糖値の上昇をゆるやかにする野菜の副菜、次に肉、魚の主菜、最後に主食のごはんを食べるように工夫しましょう。

きゅうり漬け(50g)

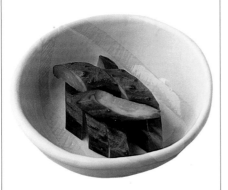

	塩漬け	ぬか漬け	ピクルス
エネルギー	9kcal	14kcal	35kcal
たんぱく質	0.4g	0.8g*	0.1g
塩分	1.3g	2.7g	0.6g
カリウム	110mg	305mg	9mg
リン	19mg	44mg	8mg
炭水化物	1.4g	2.4g	8.4g
水分	46.1g	42.8g	40.0g

なす漬け(50g)

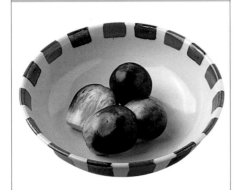

	塩漬け	ぬか漬け	しば漬け
エネルギー	11kcal	14kcal	14kcal
たんぱく質	0.5g	0.9g*	0.7g*
塩分	1.1g	1.3g	2.1g
カリウム	130mg	215mg	25mg
リン	17mg	22mg	14mg
炭水化物	1.6g	1.7g	1.3g
水分	45.2g	44.4g	43.2g

たくあん(50g)

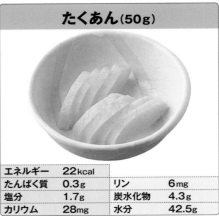

エネルギー	22kcal		
たんぱく質	0.3g	リン	6mg
塩分	1.7g	炭水化物	4.3g
カリウム	28mg	水分	42.5g

なす辛子漬け(15g)

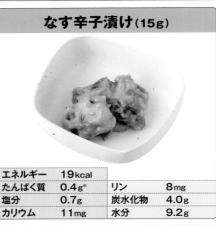

エネルギー	19kcal		
たんぱく質	0.4g*	リン	8mg
塩分	0.7g	炭水化物	4.0g
カリウム	11mg	水分	9.2g

福神漬け(15g)

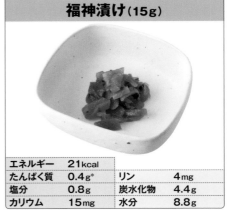

エネルギー	21kcal		
たんぱく質	0.4g*	リン	4mg
塩分	0.8g	炭水化物	4.4g
カリウム	15mg	水分	8.8g

　＊「アミノ酸組成によるたんぱく質」ではなく「たんぱく質」の数値で計算しています。

point **漬物**は、塩分が多いので、できるだけ避けたい食品です。市販品や漬け時間が長いものほど塩分が高くなりやすいので、どうしても食べたい場合は、手作りで浅漬けにするのがおすすめです。

白菜塩漬け (50g)

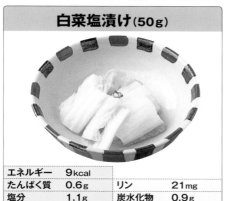

エネルギー	9kcal		
たんぱく質	0.6g	リン	21mg
塩分	1.1g	炭水化物	0.9g
カリウム	120mg	水分	46.1g

白菜キムチ (50g)

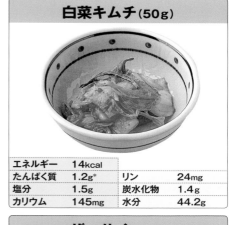

エネルギー	14kcal		
たんぱく質	1.2g*	リン	24mg
塩分	1.5g	炭水化物	1.4g
カリウム	145mg	水分	44.2g

高菜漬け (50g)

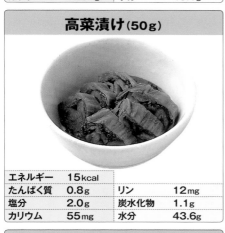

エネルギー	15kcal		
たんぱく質	0.8g	リン	12mg
塩分	2.0g	炭水化物	1.1g
カリウム	55mg	水分	43.6g

ザーサイ (50g)

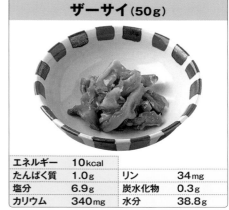

エネルギー	10kcal		
たんぱく質	1.0g	リン	34mg
塩分	6.9g	炭水化物	0.3g
カリウム	340mg	水分	38.8g

メンマ (20g)

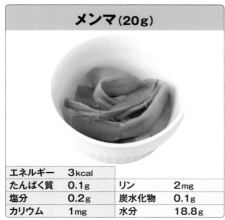

エネルギー	3kcal		
たんぱく質	0.1g	リン	2mg
塩分	0.2g	炭水化物	0.1g
カリウム	1mg	水分	18.8g

野沢菜塩漬け (50g)

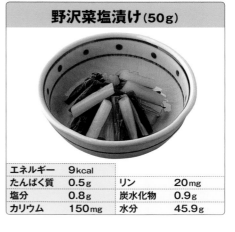

エネルギー	9kcal		
たんぱく質	0.5g	リン	20mg
塩分	0.8g	炭水化物	0.9g
カリウム	150mg	水分	45.9g

＊「アミノ酸組成によるたんぱく質」ではなく「たんぱく質」の数値で計算しています。

しょうが甘酢漬け（15g）

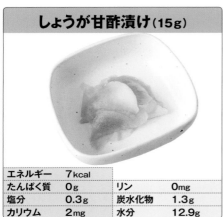

エネルギー	7kcal		
たんぱく質	0g	リン	0mg
塩分	0.3g	炭水化物	1.3g
カリウム	2mg	水分	12.9g

梅干し（大1個25g・可食部20g）

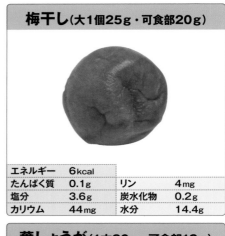

エネルギー	6kcal		
たんぱく質	0.1g	リン	4mg
塩分	3.6g	炭水化物	0.2g
カリウム	44mg	水分	14.4g

しょうが（親指大1片10g・可食部8g）

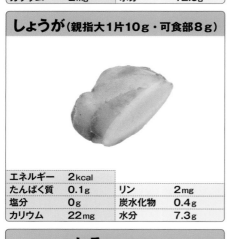

エネルギー	2kcal		
たんぱく質	0.1g	リン	2mg
塩分	0g	炭水化物	0.4g
カリウム	22mg	水分	7.3g

葉しょうが（1本20g・可食部12g）

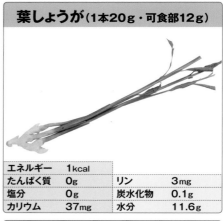

エネルギー	1kcal		
たんぱく質	0g	リン	3mg
塩分	0g	炭水化物	0.1g
カリウム	37mg	水分	11.6g

しそ（3枚3g）

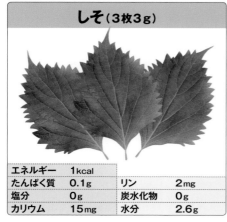

エネルギー	1kcal		
たんぱく質	0.1g	リン	2mg
塩分	0g	炭水化物	0g
カリウム	15mg	水分	2.6g

みょうが（1個15g）

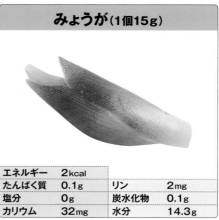

エネルギー	2kcal		
たんぱく質	0.1g	リン	2mg
塩分	0g	炭水化物	0.1g
カリウム	32mg	水分	14.3g

- 香りや風味が豊かな**香味野菜**は、減塩の味方です。塩分控えめにしても、おいしく食べられます。
- **山菜類**では、ふきがたんぱく質やカリウムが少なめです。水煮などを使うと手軽に取り入れられます。

にんにく（1片10g）

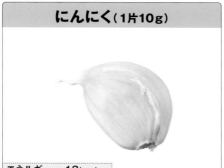

エネルギー	13kcal		
たんぱく質	0.4g	リン	16mg
塩分	微量	炭水化物	2.4g
カリウム	51mg	水分	6.4g

茎にんにく（6本40g）

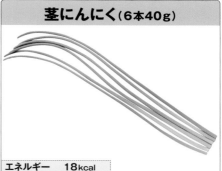

エネルギー	18kcal		
たんぱく質	0.6g	リン	13mg
塩分	0g	炭水化物	3.0g
カリウム	64mg	水分	34.7g

せり（2株50g・可食部35g）

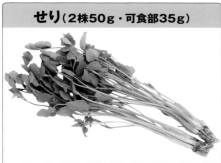

エネルギー	6kcal	リン	18mg
たんぱく質	0.7g	炭水化物	0.4g
塩分	0g	水分	32.7g
カリウム	144mg	（ゆでると58%減）	

ぜんまい・生（5本50g・可食部43g）

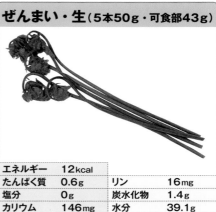

エネルギー	12kcal		
たんぱく質	0.6g	リン	16mg
塩分	0g	炭水化物	1.4g
カリウム	146mg	水分	39.1g

ふき（茎1本分50g・可食部30g）

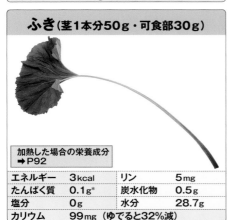

加熱した場合の栄養成分 ➡P92

エネルギー	3kcal	リン	5mg
たんぱく質	0.1g*	炭水化物	0.5g
塩分	0g	水分	28.7g
カリウム	99mg	（ゆでると32%減）	

わらび・生（10本60g・可食部56g）

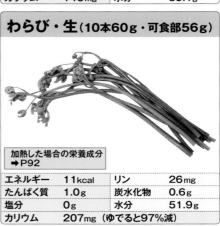

加熱した場合の栄養成分 ➡P92

エネルギー	11kcal	リン	26mg
たんぱく質	1.0g	炭水化物	0.6g
塩分	0g	水分	51.9g
カリウム	207mg	（ゆでると97%減）	

＊「アミノ酸組成によるたんぱく質」ではなく「たんぱく質」の数値で計算しています。

加熱調理による栄養成分の変化

あしたば（1/3束）
他の栄養成分は P.76参照

	生だと	ゆでると
重量	60g	60g
エネルギー	18kcal	17kcal
たんぱく質	1.4g	1.3g
カリウム	324mg	234mg

アスパラガス（1本）
他の栄養成分は P.76参照

	生だと	ゆでると
重量	20g	19g
エネルギー	4kcal	5kcal
たんぱく質	0.4g	0.3g
カリウム	54mg	49mg

オクラ（1本・可食部）
他の栄養成分は P.76参照

	生だと	ゆでると
重量	10g	10g
エネルギー	3kcal	3kcal
たんぱく質	0.2g	0.2g
カリウム	26mg	28mg

かぼちゃ（1/16個・可食部）
他の栄養成分は P.77参照

	生だと	ゆでると
重量	68g	67g
エネルギー	53kcal	54kcal
たんぱく質	0.8g	0.7g
カリウム	306mg	288mg

グリンピース（むき身10粒）
他の栄養成分は P.77参照

	生だと	ゆでると
重量	10g	9g
エネルギー	8kcal	9kcal
たんぱく質	0.5g	0.5g
カリウム	34mg	31mg

小松菜（2株・可食部）
他の栄養成分は P.77参照

	生だと	ゆでると
重量	73g	64g
エネルギー	9kcal	8kcal
たんぱく質	0.9g	0.8g
カリウム	365mg	90mg

さやいんげん（5本）
他の栄養成分は P.77参照

	生だと	ゆでると
重量	40g	38g
エネルギー	9kcal	10kcal
たんぱく質	0.5g	0.5g
カリウム	104mg	103mg

さやえんどう（10さや）
他の栄養成分は P.77参照

	生だと	ゆでると
重量	35g	34g
エネルギー	13kcal	12kcal
たんぱく質	0.6g	0.6g
カリウム	70mg	54mg

春菊（1袋）
他の栄養成分は P.78参照

	生だと	ゆでると
重量	100g	79g
エネルギー	20kcal	20kcal
たんぱく質	1.9g	1.7g
カリウム	460mg	213mg

そら豆（5粒・可食部）
他の栄養成分は P.78参照

	生だと	ゆでると
重量	45g	45g
エネルギー	46kcal	46kcal
たんぱく質	3.7g	3.5g
カリウム	198mg	176mg

チンゲンサイ（1株・可食部）
他の栄養成分は P.78参照

	生だと	ゆでると
重量	85g	60g
エネルギー	8kcal	7kcal
たんぱく質	0.6g	0.6g
カリウム	221mg	150mg

菜の花（1/8束）
他の栄養成分は P.79参照

	生だと	ゆでると
重量	25g	25g
エネルギー	9kcal	7kcal
たんぱく質	0.9g	1.0g
カリウム	98mg	43mg

加熱すると栄養成分がどう変化するか比較してみましょう。

ニラ（1/4束）

他の栄養成分は P.79参照

	生だと	ゆでると
重量	25g	16g
エネルギー	5kcal	4kcal
たんぱく質	0.3g	0.3g
カリウム	128mg	64mg

にんじん（1本・可食部）

他の栄養成分は P.79参照

	生だと	ゆでると
重量	135g	117g
エネルギー	41kcal	33kcal
たんぱく質	0.8g	0.6g
カリウム	365mg	281mg

ほうれん草（2株・可食部）

他の栄養成分は P.80参照

	生だと	ゆでると
重量	54g	38g
エネルギー	10kcal	9kcal
たんぱく質	0.9g	0.8g
カリウム	373mg	186mg

水菜（2株・可食部）

他の栄養成分は P.80参照

	生だと	ゆでると
重量	34g	28g
エネルギー	8kcal	6kcal
たんぱく質	0.6g	0.5g
カリウム	163mg	104mg

かぶ（葉）（1株・可食部）

他の栄養成分は P.81参照

	生だと	ゆでると
重量	45g	42g
エネルギー	9kcal	8kcal
たんぱく質	0.9g	0.8g
カリウム	149mg	76mg

大根（葉）（1本・可食部）

他の栄養成分は P.81参照

	生だと	ゆでると
重量	120g	95g
エネルギー	28kcal	23kcal
たんぱく質	2.3g	1.8g
カリウム	480mg	171mg

※「ゆでると」の調理方法は、野菜によって異なります。
あしたば：ゆで→湯切り→水さらし→水切り→手搾り
（「水さらし」は、水にとってアクを抜くことを指します）
小松菜・春菊・菜の花：ゆで→湯切り→水冷→水切り→手搾り
チンゲンサイ・ニラ・ほうれん草・モロヘイヤ・水菜：
　　ゆで→湯切り→水冷→手搾り
（「水冷」は、冷水にとって温度を下げることを指します）
上記以外の野菜：ゆで→湯切り

ブロッコリー（3房）

他の栄養成分は P.80参照

	生だと	ゆでると
重量	50g	56g
エネルギー	19kcal	17kcal
たんぱく質	1.9g	1.5g
カリウム	230mg	118mg

モロヘイヤ（2本）

他の栄養成分は P.80参照

	生だと	ゆでると
重量	10g	15g
エネルギー	4kcal	4kcal
たんぱく質	0.4g	0.3g
カリウム	53mg	24mg

カリフラワー（3房）

他の栄養成分は P.81参照

	生だと	ゆでると
重量	60g	59g
エネルギー	17kcal	15kcal
たんぱく質	1.3g	1.1g
カリウム	246mg	130mg

かぶ（根）（1株・可食部）

他の栄養成分は P.81参照

	生だと	ゆでると
重量	91g	79g
エネルギー	16kcal	14kcal
たんぱく質	0.5g	0.5g
カリウム	255mg	245mg

大根（根）（1/2本・可食部）

他の栄養成分は P.81参照

	生だと	ゆでると
重量	616g	530g
エネルギー	92kcal	80kcal
たんぱく質	2.5g	2.1g
カリウム	1417mg	1113mg

加熱調理による栄養成分の変化（の続き）

キャベツ（1/4個・可食部）
他の栄養成分は P.82参照

	生だと	ゆでると
重量	221g	197g
エネルギー	46kcal	37kcal
たんぱく質	2.0g	1.2g
カリウム	442mg	181mg

たまねぎ（1個・可食部）
他の栄養成分は P.83参照

	生だと	ゆでると
重量	188g	167g
エネルギー	62kcal	50kcal
たんぱく質	1.3g	0.8g
カリウム	282mg	184mg

とうもろこし（1/2本・可食部）
他の栄養成分は P.83参照

	生だと	ゆでると
重量	88g	97g
エネルギー	78kcal	92kcal
たんぱく質	2.4g	2.5g
カリウム	255mg	281mg*1

白菜（1/4個・可食部）
他の栄養成分は P.84参照

	生だと	ゆでると
重量	409g	294g
エネルギー	53kcal	38kcal
たんぱく質	2.5g	2.1g
カリウム	900mg	470mg

れんこん（1節・可食部）
他の栄養成分は P.85参照

	生だと	ゆでると
重量	160g	146g
エネルギー	106kcal	96kcal
たんぱく質	2.1g	1.3g
カリウム	704mg	350mg

わらび（10本・可食部）
他の栄養成分は P.89参照

	生だと	ゆでると
重量	56g	62g
エネルギー	11kcal	8kcal
たんぱく質	1.0g	0.7g
カリウム	207mg	6mg

ごぼう（1/2本・可食部）
他の栄養成分は P.82参照

	生だと	ゆでると
重量	54g	49g
エネルギー	31kcal	25kcal
たんぱく質	0.6g	0.4g
カリウム	173mg	103mg

とうがん（1/16個・可食部）
他の栄養成分は P.83参照

	生だと	ゆでると
重量	88g	80g
エネルギー	13kcal	12kcal
たんぱく質	0.3g	0.3g
カリウム	176mg	160mg

なす（1本・可食部）
他の栄養成分は P.84参照

	生だと	ゆでると
重量	81g	81g
エネルギー	15kcal	14kcal
たんぱく質	0.6g	0.6g
カリウム	178mg	146mg

緑豆もやし（1/2袋）
他の栄養成分は P.85参照

	生だと	ゆでると
重量	50g	42g
エネルギー	8kcal	5kcal
たんぱく質	0.6g	0.5g
カリウム	35mg	10mg

ふき（茎1本・可食部）
他の栄養成分は P.89参照

	生だと	ゆでると
重量	30g	29g
エネルギー	3kcal	2kcal
たんぱく質	0.1g*2	0.1g*2
カリウム	99mg	67mg

※「ゆでると」の調理方法は、野菜によって異なります。

白菜：ゆで→湯切り→水冷→手搾り

緑豆もやし：ゆで→水冷→水切り

（「水冷」は、冷水にとって温度を下げることを指します）

ふき・わらび：ゆで→湯切り→水さらし→水切り

（「水さらし」は、水にとってアクを抜くことを指します）

上記以外の野菜：ゆで→湯切り

＊1 日本食品標準成分表2020年版（八訂）では、とうもろこし100gあたりのカリウム量は「生」「ゆで」ともに290mgですが、ゆでると重量が増えるため、本書では加熱後のほうが多い数値となっています。

＊2「アミノ酸組成によるたんぱく質」ではなく「たんぱく質」の数値で計算しています。

食べ過ぎに注意 たんぱく質が多めの要注意野菜ワースト8

野菜50gあたりで、たんぱく質量が多い順のランキングです。

第1位

50gあたりたんぱく質 **4.9g** 枝豆〈ゆで〉

エネルギー	カリウム	塩分
59kcal	245mg	0g

第2位 50gあたり **3.9g** そら豆〈ゆで〉

エネルギー	カリウム	塩分
52kcal	195mg	0g

第3位 50gあたり **3.0g** グリンピース〈ゆで〉

エネルギー	カリウム	塩分
50kcal	170mg	0g

第4位 50gあたり **1.9g** 菜の花〈ゆで〉

エネルギー	カリウム	塩分
14kcal	85mg	0g

第5位 50gあたり **1.3g** とうもろこし〈ゆで〉

エネルギー	カリウム	塩分
48kcal	145mg	0g

ブロッコリー〈ゆで〉

エネルギー	カリウム	塩分
15kcal	105mg	0g

第7位 50gあたり **1.1g** 豆苗〈ゆで〉

エネルギー	カリウム	塩分
14kcal	37mg	0g

第8位 50gあたり **0.9g** さやえんどう〈ゆで〉

エネルギー	カリウム	塩分
18kcal	80mg	0.1g

食べ過ぎに注意 カリウムが多めの要注意野菜ワースト10

野菜50gあたりでカリウム量が多い順のランキングです。

第1位

50gあたりカリウム **245mg**

枝豆〈ゆで〉

エネルギー	たんぱく質	塩分
59kcal	4.9g	0g

ほうれん草〈ゆで〉

エネルギー	たんぱく質	塩分
12kcal	1.1g	0g

第3位 50gあたり **215mg** かぼちゃ〈ゆで〉

エネルギー	たんぱく質	塩分
40kcal	0.5g	0g

第4位 50gあたり **205mg**

セロリ

エネルギー	たんぱく質	塩分
6kcal	0.2g	0.1g

サラダ菜

エネルギー	たんぱく質	塩分
5kcal	0.4g	0g

サニーレタス

エネルギー	たんぱく質	塩分
8kcal	0.4g	0g

第7位 50gあたり **200mg** ニラ〈ゆで〉

エネルギー	たんぱく質	塩分
14kcal	1.0g	0g

第8位 50gあたり **195mg** あしたば〈ゆで〉

エネルギー	たんぱく質	塩分
14kcal	1.1g	0.1g

そら豆〈ゆで〉

エネルギー	たんぱく質	塩分
52kcal	3.9g	0g

第10位 50gあたり **185mg** 水菜〈ゆで〉

エネルギー	たんぱく質	塩分
11kcal	0.9g	0.1g

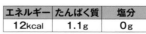

いも類

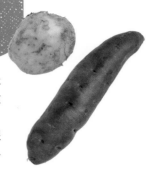

　いも類はビタミンやミネラルが豊富に含まれますが、たんぱく質や糖質が多いので、ほかの野菜と同じ感覚で食べるのは、要注意です。1日100g程度を目安にします。
　カリウムを多く含む食材でもあるので、カリウム制限がある場合は、調理前に下ゆでをして、カリウムを減らしておきましょう。特に、さといもはカリウムが多いので、食べ過ぎに注意したい食材です。

さつまいも（1本250g・可食部245g）

皮つき

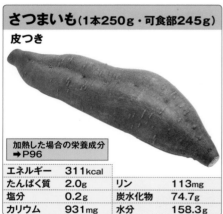
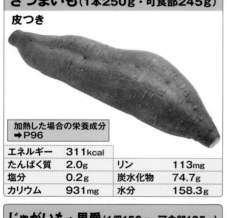

加熱した場合の栄養成分 ➡P96

エネルギー	311kcal		
たんぱく質	2.0g	リン	113mg
塩分	0.2g	炭水化物	74.7g
カリウム	931mg	水分	158.3g

さといも（1個60g・可食部51g）

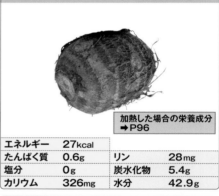

加熱した場合の栄養成分 ➡P96

エネルギー	27kcal		
たんぱく質	0.6g	リン	28mg
塩分	0g	炭水化物	5.4g
カリウム	326mg	水分	42.9g

じゃがいも・男爵（1個150g・可食部135g）

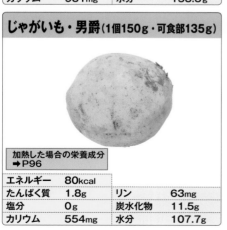

加熱した場合の栄養成分 ➡P96

エネルギー	80kcal		
たんぱく質	1.8g	リン	63mg
塩分	0g	炭水化物	11.5g
カリウム	554mg	水分	107.7g

じゃがいも・メークイン（1個120g・可食部108g）

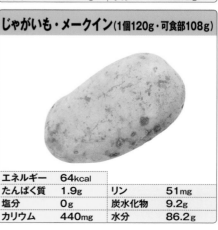

エネルギー	64kcal		
たんぱく質	1.9g	リン	51mg
塩分	0g	炭水化物	9.2g
カリウム	440mg	水分	86.2g

point 長いもやいちょういもは、たんぱく質が多く、糖質も多く含みます。同じくたんぱく質や糖質が多いごはんと組み合わせる、山かけごはんは控えたいメニューです。

長いも（10cm長さ250g・可食部225g）

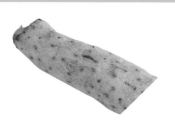

エネルギー	144kcal		
たんぱく質	3.4g	リン	61mg
塩分	0g	炭水化物	31.1g
カリウム	968mg	水分	185.9g

いちょういも（1個350g・可食部298g）

エネルギー	322kcal		
たんぱく質	9.2g	リン	190mg
塩分	0g	炭水化物	66.2g
カリウム	1758mg	水分	211.9g

こんにゃく・精粉（1/2枚125g）

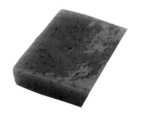

エネルギー	6kcal		
たんぱく質	0.1g*	リン	6mg
塩分	0g	炭水化物	0.1g
カリウム	41mg	水分	121.6g

しらたき（1個70g）

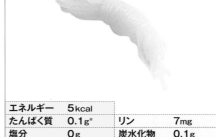

エネルギー	5kcal		
たんぱく質	0.1g*	リン	7mg
塩分	0g	炭水化物	0.1g
カリウム	8mg	水分	67.6g

干しいも（スティック状2本60g）

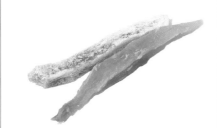

エネルギー	166kcal		
たんぱく質	1.6g	リン	56mg
塩分	0g	炭水化物	39.5g
カリウム	588mg	水分	13.3g

腎臓を守るコツ!

ボリュームが欲しいときは、こんにゃくでかさ増しする

こんにゃくは、低たんぱくで塩分を含まないので、気にせず食べることができます。主菜のボリュームが物足りないときは、こんにゃくでかさ増しするのも一案です。こんにゃくを冷凍すると、肉のような食感に。薄切り肉でこんにゃくを巻けば、食べごたえがアップします。ゆでたしらたきを刻んでごはんに混ぜるのもおすすめです。

*「アミノ酸組成によるたんぱく質」ではなく「たんぱく質」の数値で計算しています。

加熱調理による栄養成分の変化

加熱すると栄養成分がどう変化するか比較してみましょう。

さつまいも（1本・可食部）
他の栄養成分は P.94参照

	生だと	蒸すと
重量	245g	243g
エネルギー	311kcal	313kcal
たんぱく質	2.0g	1.7g
カリウム	931mg	948mg

さといも（1個・可食部）
他の栄養成分は P.94参照

	生だと	水煮だと
重量	51g	48g
エネルギー	27kcal	25kcal
たんぱく質	0.6g	0.6g
カリウム	326mg	269mg

じゃがいも・男爵（1個・可食部）
他の栄養成分は P.94参照

	生だと	水煮だと	揚げると
重量	135g	131g	96g
エネルギー	80kcal	93kcal	153kcal
たんぱく質	1.8g	1.8g	2.0g*
カリウム	554mg	445mg	547mg

加熱しても、たんぱく質はほぼ変化しません。

選ぶならコレ たんぱく質が少なめのおすすめいも類ベスト3

1日にとりたいいも類100gに含まれる、たんぱく質が少ない順のランキングです。

第1位
100gあたり たんぱく質 **0.1g***
こんにゃく〈精粉〉

エネルギー	カリウム	塩分
5kcal	33mg	0g

第2位
100gあたり たんぱく質 **0.2g**
しらたき

エネルギー	7kcal	カリウム	12mg	塩分	0g

第3位
100gあたり たんぱく質 **0.7g**
さつまいも〈皮つき・蒸し〉

エネルギー	129kcal	カリウム	390mg	塩分	0.1g

食べ過ぎに注意 たんぱく質が多めの要注意いもワースト3

1日にとりたいいも類100gに含まれる、たんぱく質が多い順のランキングです。

第1位
100gあたり たんぱく質 **3.1g**
いちょういも

エネルギー	カリウム	塩分
108kcal	590mg	0g

第2位
100gあたり たんぱく質 **2.7g**
干しいも

エネルギー	277kcal	カリウム	980mg	塩分	0g

第3位
100gあたり たんぱく質 **2.3g***
じゃがいも〈市販冷凍食品・揚げ〉

エネルギー	229kcal	カリウム	660mg	塩分	0g

　＊「アミノ酸組成によるたんぱく質」ではなく「たんぱく質」の数値で計算しています。

きのこ・海藻類

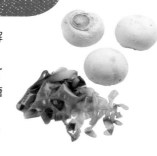

きのこは、ビタミン類や食物繊維が豊富で、肥満の解消や動脈硬化予防の効果が期待できます。

海藻のぬめりは、水溶性食物繊維がたっぷり含まれている証しです。血糖値の急上昇を防いでくれるので、糖尿病を合併している人におすすめです。

きのこと海藻、合わせて30g程度が一日の目安です。乾燥した海藻を使う場合は、戻した重さで考えます。

えのきたけ（1パック100g・可食部85g）

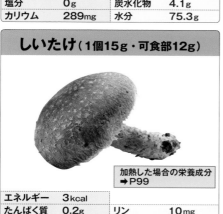

加熱した場合の栄養成分 ➡P99

エネルギー	29kcal		
たんぱく質	1.4g	リン	94mg
塩分	0g	炭水化物	4.1g
カリウム	289mg	水分	75.3g

エリンギ（大1本35g・可食部33g）

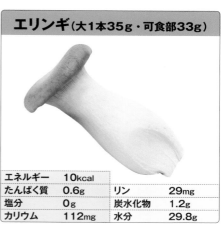

エネルギー	10kcal		
たんぱく質	0.6g	リン	29mg
塩分	0g	炭水化物	1.2g
カリウム	112mg	水分	29.8g

しいたけ（1個15g・可食部12g）

加熱した場合の栄養成分 ➡P99

エネルギー	3kcal		
たんぱく質	0.2g	リン	10mg
塩分	0g	炭水化物	0.2g
カリウム	35mg	水分	10.8g

干ししいたけ（1個4g・可食部3g）

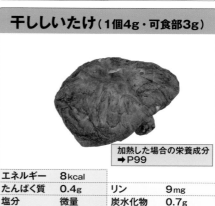

加熱した場合の栄養成分 ➡P99

エネルギー	8kcal		
たんぱく質	0.4g	リン	9mg
塩分	微量	炭水化物	0.7g
カリウム	66mg	水分	0.3g

なめこ（1/2袋50g）

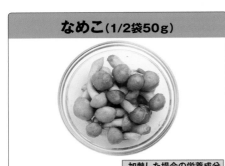

エネルギー	7kcal	加熱した場合の栄養成分 ➡P99	
たんぱく質	0.4g	リン	18mg
塩分	0g	炭水化物	1.0g
カリウム	65mg	水分	47.4g

ぶなしめじ（1パック100g・可食部90g）

加熱した場合の栄養成分
➡P99

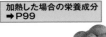

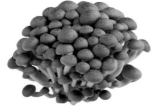

エネルギー	20kcal		
たんぱく質	1.4g	リン	86mg
塩分	0g	炭水化物	1.8g
カリウム	333mg	水分	82.0g

まいたけ（1パック100g・可食部90g）

加熱した場合の栄養成分
➡P99

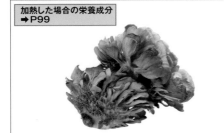

エネルギー	20kcal		
たんぱく質	1.1g	リン	49mg
塩分	0g	炭水化物	1.6g
カリウム	207mg	水分	83.4g

マッシュルーム（5個50g）

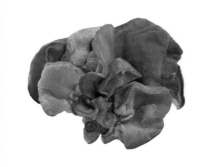

加熱した場合の栄養成分
➡P99

	生（可食部48g）	水煮缶（50g）
エネルギー	7kcal	9kcal
たんぱく質	0.8g	1.0g
塩分	0g	0.5g
カリウム	168g	43mg
リン	48mg	28mg
炭水化物	0.1g	0g
水分	45.1g	46.0g

きくらげ（ゆで15g、乾燥1.5g）

	ゆで（15g）	乾燥（1.5g）
エネルギー	2kcal	3kcal
たんぱく質	0.1g	0.1g
塩分	0g	0g
カリウム	6mg	15mg
リン	2mg	3mg
炭水化物	0g	0.3g
水分	14.1g	0.2g

- **まいたけ**特有の成分、Xフラクションは、血糖値を下げる効果があるので、糖尿病の人におすすめです。
- **マッシュルーム**は、生よりカリウムやリンが少ない水煮缶を選びましょう。缶汁をしっかりきって使うこと。

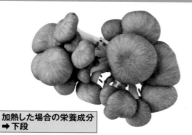

ひらたけ（1パック100g・可食部92g）

加熱した場合の栄養成分
➡下段

エネルギー	31kcal		
たんぱく質	1.9g	リン	92mg
塩分	0g	炭水化物	4.4g
カリウム	313mg	水分	82.2g

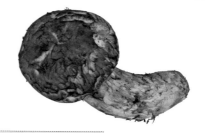

まつたけ（1本40g・可食部39g）

エネルギー	12kcal		
たんぱく質	0.5g	リン	16mg
塩分	0g	炭水化物	1.3g
カリウム	160mg	水分	34.4g

加熱調理による栄養成分の変化
加熱すると栄養成分がどう変化するか比較してみましょう。

えのきたけ（1パック・可食部）
他の栄養成分は P.97参照

	生だと	ゆでると
重量	85g	73g
エネルギー	29kcal	25kcal
たんぱく質	1.4g	1.2g
カリウム	289mg	197mg

しいたけ（1個・可食部）
他の栄養成分は P.97参照

	生だと	ゆでると
重量	12g	13g
エネルギー	3kcal	3kcal
たんぱく質	0.2g	0.2g
カリウム	35mg	26mg

干ししいたけ（1個・可食部）
他の栄養成分は P.97参照

	乾燥だと	ゆでると
重量	3g	17g
エネルギー	8kcal	7kcal
たんぱく質	0.4g	0.3g
カリウム	66mg	34mg

なめこ（1/2袋）
他の栄養成分は P.98参照

	生だと	水煮だと
重量	50g	50g
エネルギー	7kcal	7kcal
たんぱく質	0.4g	0.3g
カリウム	65mg	50mg

ぶなしめじ（1パック・可食部）
他の栄養成分は P.98参照

	生だと	ゆでると
重量	90g	79g
エネルギー	20kcal	17kcal
たんぱく質	1.4g	1.3g
カリウム	333mg	221mg

まいたけ（1パック・可食部）
他の栄養成分は P.98参照

	生だと	ゆでると
重量	90g	77g
エネルギー	20kcal	21kcal
たんぱく質	1.1g	0.7g
カリウム	207mg	85mg

生マッシュルーム（5個・可食部）
他の栄養成分は P.98参照

	生だと	ゆでると
重量	48g	33g
エネルギー	7kcal	7kcal
たんぱく質	0.8g	0.7g
カリウム	168mg	102mg

ひらたけ（1パック・可食部）
他の栄養成分は P.99参照

	生だと	ゆでると
重量	92g	86g
エネルギー	31kcal	28kcal
たんぱく質	1.9g	1.8g
カリウム	313mg	224mg

わかめ（30g）

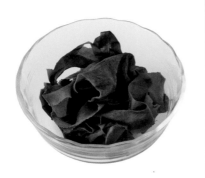

	湯通し塩蔵	乾燥水戻し
エネルギー	4kcal	7kcal
たんぱく質	0.4g	0.5g
塩分	0.4g	0.2g
カリウム	3mg	78mg
リン	9mg	14mg
炭水化物	0.2g	0.2g
水分	28.0g	27.1g

のり（全形1枚・3g）

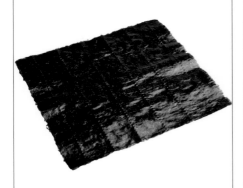

	焼きのり	味つけのり
エネルギー	9kcal	9kcal
たんぱく質	1.0g	0.9g
塩分	0g	0.1g
カリウム	72mg	81mg
リン	21mg	21mg
炭水化物	0.6g	0.8g
水分	0.1g	0.1g

めかぶ（30g）

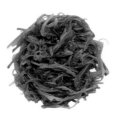

エネルギー	4kcal		
たんぱく質	0.2g	リン	8mg
塩分	0.1g	炭水化物	0g
カリウム	26mg	水分	28.3g

もずく・塩蔵塩抜き（30g）

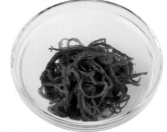

エネルギー	1kcal		
たんぱく質	0.1g	リン	1mg
塩分	0.1g	炭水化物	0g
カリウム	1mg	水分	29.3g

腎臓 を 守る コツ！

アルカリ性の食品を食べて、尿酸値を下げる

　慢性腎臓病の人が合併症を起こしやすい病気のひとつが、高尿酸血症。尿酸値が高くなると、尿が酸性化して尿酸の結晶ができやすくなります。この結晶が、関節に炎症が起きて激痛がはしる「痛風」を招きます。アルカリ性食品の海藻や野菜、きのこ、いもなどを食べて尿をアルカリ性にすると、尿酸の結晶を溶かして排泄できます。

- **海藻**は乾燥タイプを常備しておくと、手軽にふだん使いできます。ただし、塩分ゼロではないので薄味に。
- 佃煮や塩昆布などの高塩分な加工品は、できるだけ避けましょう。

まこんぶ・素干し（10cm分3g）

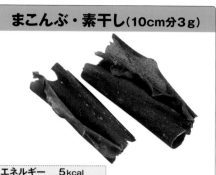

エネルギー	5kcal		
たんぱく質	0.2g	リン	5mg
塩分	0.2g	炭水化物	0.3g
カリウム	183mg	水分	0.3g

とろろ昆布（大さじ2杯1g）

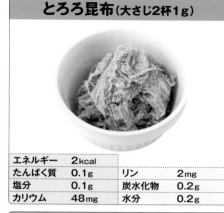

エネルギー	2kcal		
たんぱく質	0.1g	リン	2mg
塩分	0.1g	炭水化物	0.2g
カリウム	48mg	水分	0.2g

塩昆布（大さじ2杯10g）

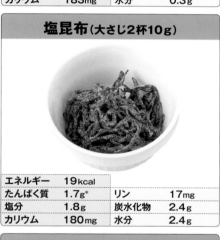

エネルギー	19kcal		
たんぱく質	1.7g*	リン	17mg
塩分	1.8g	炭水化物	2.4g
カリウム	180mg	水分	2.4g

ひじき・乾燥（大さじ2杯10g）

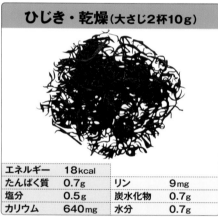

エネルギー	18kcal		
たんぱく質	0.7g	リン	9mg
塩分	0.5g	炭水化物	0.7g
カリウム	640mg	水分	0.7g

寒天（1本7g）

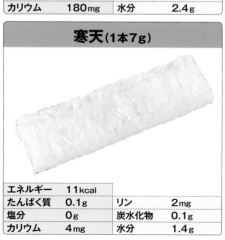

エネルギー	11kcal		
たんぱく質	0.1g	リン	2mg
塩分	0g	炭水化物	0.1g
カリウム	4mg	水分	1.4g

ところてん（1パック130g）

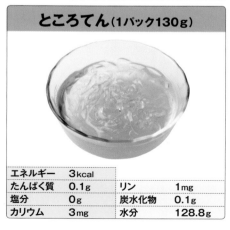

エネルギー	3kcal		
たんぱく質	0.1g	リン	1mg
塩分	0g	炭水化物	0.1g
カリウム	3mg	水分	128.8g

＊「アミノ酸組成によるたんぱく質」ではなく「たんぱく質」の数値で計算しています。

カリウムが少なめのおすすめきのこ・海藻類ベスト8

1食分のきのこや海藻15gに含まれるカリウム量が少ない順にランキングしました。

きのこ

第1位 15gあたり カリウム 6mg
乾燥きくらげ〈ゆで〉

エネルギー	たんぱく質	塩分
2kcal	0.1g	0g

第2位 15gあたり 13mg
マッシュルーム〈水煮缶〉

エネルギー	3kcal	たんぱく質	0.3g	塩分	0.1g

第3位 15gあたり 15mg なめこ〈水煮缶〉

エネルギー	2kcal	たんぱく質	0.1g	塩分	0g

●第4位● 15gあたり 17mg まいたけ〈ゆで〉

エネルギー	4kcal	たんぱく質	0.1g	塩分	0g

海藻

第1位
微量 ところてん

エネルギー	たんぱく質	塩分
微量	微量	0g

もずく〈塩蔵塩抜き〉

エネルギー	たんぱく質	塩分
1kcal	0g	0g

第3位 15gあたり 2mg わかめ〈湯通し塩蔵〉

エネルギー	2kcal	たんぱく質	0.2g	塩分	0.2g

●第4位● 15gあたり 8mg 寒天

エネルギー	24kcal	たんぱく質	0.2g	塩分	0g

たんぱく質が多めの要注意きのこ・海藻類ワースト8

1食分のきのこや海藻15gに含まれるたんぱく質量が多い順のランキングです。

きのこ

第1位 15gあたり たんぱく質 0.3g
マッシュルーム〈ゆで〉

エネルギー	カリウム	塩分
3kcal	47mg	0g

エリンギ〈ゆで〉

エネルギー	カリウム	塩分
5kcal	39mg	0g

ひらたけ〈ゆで〉

エネルギー	カリウム	塩分
5kcal	39mg	0g

マッシュルーム〈水煮缶〉

エネルギー	カリウム	塩分
3kcal	13mg	0.1g

海藻

第1位
15gあたり たんぱく質 4.8g 焼きのり

エネルギー	カリウム	塩分
45kcal	360mg	0.2g

第2位 15gあたり 4.7g 味つけのり

エネルギー	45kcal	カリウム	405mg	塩分	0.6g

第3位 15gあたり 2.5g* 塩昆布

エネルギー	29kcal	カリウム	270mg	塩分	2.7g

●第4位● 15gあたり 0.8g まこんぶ〈素干し〉

エネルギー	26kcal	カリウム	915mg	塩分	1.0g

＊「アミノ酸組成によるたんぱく質」ではなく「たんぱく質」の数値で計算しています。

お菓子

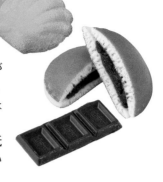

　たんぱく質を控えていると、どうしてもエネルギーが不足しがちになります。そこで上手に取り入れたいのが、間食です。足りない分のエネルギーを間食で補いましょう。100kcalが1日の間食の目安です。

　たんぱく質は食事からとるのが基本なので、間食は低たんぱく・高エネルギーのものを選びます。塩分が多いスナック菓子などは要注意です。

今川焼・つぶあん（1個90g）

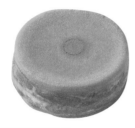

エネルギー	198kcal		
たんぱく質	3.7g	リン	32mg
塩分	0.2g	炭水化物	42.3g
カリウム	80mg	水分	41.0g

草もち・こしあん（1個50g）

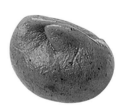

エネルギー	112kcal		
たんぱく質	1.8g	リン	25mg
塩分	微量	炭水化物	25.5g
カリウム	23mg	水分	21.5g

あんだんご・つぶあん（1本75g）

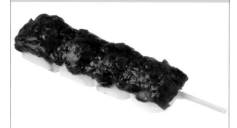

エネルギー	149kcal		
たんぱく質	2.5g	リン	43mg
塩分	0.1g	炭水化物	33.5g
カリウム	51mg	水分	37.5g

みたらしだんご（1本80g）

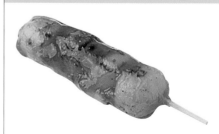

エネルギー	155kcal		
たんぱく質	2.2g	リン	42mg
塩分	0.5g	炭水化物	36.1g
カリウム	47mg	水分	40.4g

大福・こしあん（1個70g）

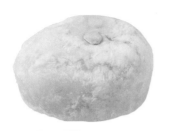

エネルギー	156kcal		
たんぱく質	2.9g	リン	22mg
塩分	0.1g	炭水化物	36.4g
カリウム	23mg	水分	29.1g

たい焼き・つぶあん（1個100g）

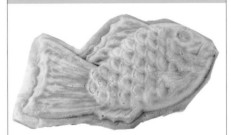

エネルギー	220kcal		
たんぱく質	4.1g	リン	36mg
塩分	0.2g	炭水化物	47.0g
カリウム	89mg	水分	45.5g

どら焼き・つぶあん（1個60g）

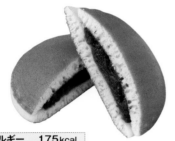

エネルギー	175kcal		
たんぱく質	3.7g	リン	46mg
塩分	0.2g	炭水化物	34.1g
カリウム	59mg	水分	18.9g

蒸しまんじゅう・こしあん（1個95g）

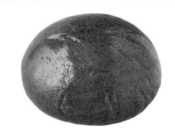

エネルギー	244kcal		
たんぱく質	3.9g	リン	44mg
塩分	0.1g	炭水化物	54.8g
カリウム	41mg	水分	33.3g

もなか・つぶあん（1個40g）

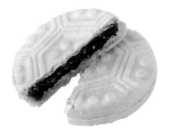

エネルギー	111kcal		
たんぱく質	2.2g	リン	32mg
塩分	0.1g	炭水化物	23.4g
カリウム	68mg	水分	11.6g

きんつば（1個60g）

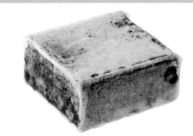

エネルギー	156kcal		
たんぱく質	3.2g	リン	44mg
塩分	0.2g	炭水化物	32.5g
カリウム	96mg	水分	20.4g

point 串だんご（→P103）やまんじゅうはたんぱく質が少なく、エネルギーが足りないときにおすすめです。**焼き菓子**はたんぱく質が多めなので、半分にするか、小さいサイズを選びましょう。**せんべい**は揚げせんべいが◎。

ようかん（食べきりサイズ1個60g）

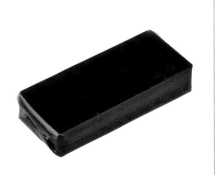

	練りようかん	水ようかん
エネルギー	173kcal	101kcal
たんぱく質	1.9g	1.4g
塩分	0g	0.1g
カリウム	14mg	10mg
リン	19mg	14mg
炭水化物	40.4g	23.0g
水分	15.6g	34.2g

せんべい（1枚15g）

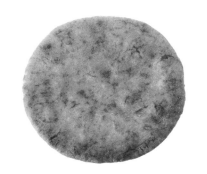

	しょうゆせんべい	甘辛せんべい
エネルギー	55kcal	56kcal
たんぱく質	0.9g	0.9g
塩分	0.2g	0.2g
カリウム	20mg	18mg
リン	18mg	17mg
炭水化物	12.6g	13.0g
水分	0.9g	0.7g

かりんとう・黒（5本30g）

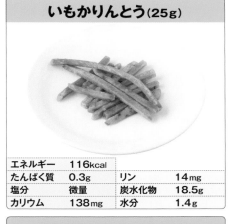

エネルギー	126kcal		
たんぱく質	2.1g	リン	17mg
塩分	微量	炭水化物	22.8g
カリウム	90mg	水分	1.1g

いもかりんとう（25g）

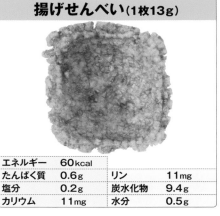

エネルギー	116kcal		
たんぱく質	0.3g	リン	14mg
塩分	微量	炭水化物	18.5g
カリウム	138mg	水分	1.4g

揚げせんべい（1枚13g）

エネルギー	60kcal		
たんぱく質	0.6g	リン	11mg
塩分	0.2g	炭水化物	9.4g
カリウム	11mg	水分	0.5g

南部せんべい・黒ごま（1枚14g）

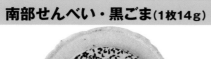
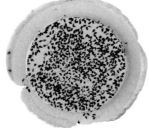

エネルギー	59kcal		
たんぱく質	1.5g	リン	21mg
塩分	0.2g	炭水化物	9.6g
カリウム	24mg	水分	0.5g

南部せんべい・落花生（1枚31g）

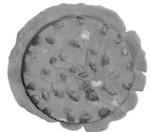

エネルギー	131kcal		
たんぱく質	3.4g	リン	37mg
塩分	0.3g	炭水化物	22.1g
カリウム	71mg	水分	1.0g

カスタードプリン*1（1個150g）

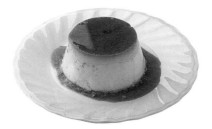

エネルギー	174kcal		
たんぱく質	8.0g	リン	165mg
塩分	0.3g	炭水化物	23.0g
カリウム	195mg	水分	111.2g

シュークリーム（1個100g）

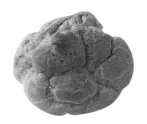

エネルギー	223kcal		
たんぱく質	5.3g	リン	70mg
塩分	0.2g	炭水化物	26.8g
カリウム	100mg	水分	56.3g

アップルパイ（1個100g）

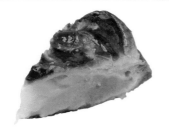

エネルギー	294kcal		
たんぱく質	3.6g	リン	32mg
塩分	0.7g	炭水化物	33.2g
カリウム	64mg	水分	45.0g

ショートケーキ（1個110g）

いちごを除く

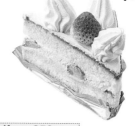

エネルギー	350kcal		
たんぱく質	7.0g	リン	15mg
塩分	0g	炭水化物	48.0g
カリウム	28mg	水分	38.5g

＊1 栄養成分値は、カラメルを含まない。

point 洋菓子は、小麦粉や卵、バターをたくさん使うため、和菓子に比べて高たんぱくになりがちです。特に、チーズをたっぷり使うチーズケーキや生クリームたっぷりのショートケーキは控えましょう。

point 洋菓子は、小麦粉や卵、バターをたくさん使うため、和菓子に比べて高たんぱくになりがちです。特に、チーズをたっぷり使うチーズケーキや生クリームたっぷりのショートケーキは控えましょう。

ベイクドチーズケーキ（1個80g）

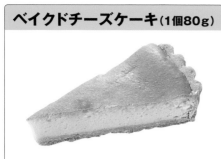

エネルギー	239kcal		
たんぱく質	6.3g	リン	78mg
塩分	0.4g	炭水化物	20.2g
カリウム	72mg	水分	36.9g

カステラ（1切れ50g）

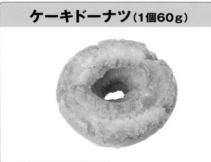

エネルギー	156kcal		
たんぱく質	3.3g	リン	43mg
塩分	0.1g	炭水化物	31.3g
カリウム	43mg	水分	12.8g

ケーキドーナツ（1個60g）

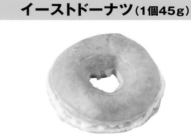

エネルギー	221kcal		
たんぱく質	4.0g	リン	33mg
塩分	0.2g	炭水化物	36.1g
カリウム	51mg	水分	12.0g

イーストドーナツ（1個45g）

エネルギー	171kcal		
たんぱく質	3.0g	リン	33mg
塩分	0.4g	炭水化物	19.7g
カリウム	45mg	水分	12.4g

マドレーヌ（1個50g）

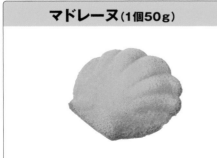

エネルギー	211kcal		
たんぱく質	2.7g	リン	34mg
塩分	0.3g	炭水化物	24.9g
カリウム	37mg	水分	10.0g

ホットケーキ（1枚44g）

バター10g、メープルシロップ14g

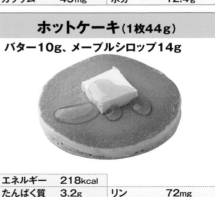

エネルギー	218kcal		
たんぱく質	3.2g	リン	72mg
塩分	0.5g	炭水化物	29.9g
カリウム	127mg	水分	23.8g

お菓子●和菓子、洋菓子

ワッフル・カスタードクリーム（1個40g）

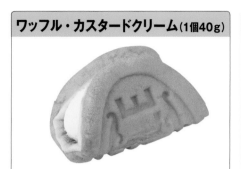

エネルギー	96kcal		
たんぱく質	2.6g	リン	44mg
塩分	0.1g	炭水化物	15.5g
カリウム	60mg	水分	18.4g

クッキー （小2枚20g）

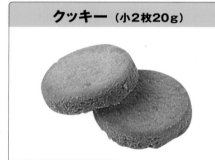

エネルギー	102kcal		
たんぱく質	1.0g*	リン	13mg
塩分	0.1g	炭水化物	13.1g
カリウム	22mg	水分	0.6g

ハードビスケット（1枚7g）

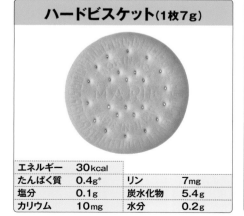

エネルギー	30kcal		
たんぱく質	0.4g*	リン	7mg
塩分	0.1g	炭水化物	5.4g
カリウム	10mg	水分	0.2g

コーヒーゼリー （1個110g）

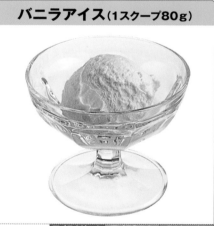

	ミルクあり（5g）	ミルクなし
エネルギー	58kcal	48kcal
たんぱく質	1.9g	1.7g
塩分	微量	微量
カリウム	55mg	52mg
リン	14mg	6mg
炭水化物	11.9g	11.6g
水分	100.5g	97.0g

バニラアイス（1スクープ80g）

	アイスクリーム	アイスミルク	ラクトアイス
エネルギー	142kcal	134kcal	174kcal
たんぱく質	2.8g	2.4g	2.2g
塩分	0.2g	0.2g	0.2g
カリウム	152mg	112mg	120mg
リン	96mg	80mg	74mg
炭水化物	18.9g	19.4g	17.4g
水分	51.1g	52.5g	48.3g

＊「アミノ酸組成によるたんぱく質」ではなく「たんぱく質」の数値で計算しています。

point
- 牛乳や卵を使う**カスタードプリン**（P106）よりも、**ゼリー類**のほうがたんぱく質の摂取量を抑えられます。
- **スナック菓子**は塩分が多く、たんぱく質が多いので、量を決めて皿に出し、食べ過ぎを防ぎましょう。

オレンジゼリー （1個55g）

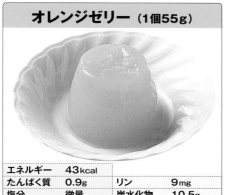

エネルギー	43kcal		
たんぱく質	0.9g	リン	9mg
塩分	微量	炭水化物	10.5g
カリウム	99mg	水分	42.7g

ミルクチョコレート（1/5枚10g）

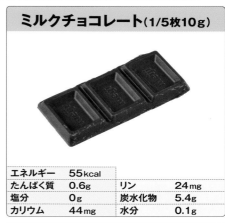

エネルギー	55kcal		
たんぱく質	0.6g	リン	24mg
塩分	0g	炭水化物	5.4g
カリウム	44mg	水分	0.1g

ホワイトチョコレート（1/5枚10g）

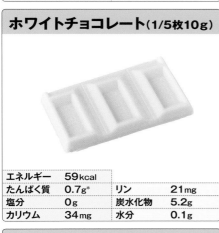

エネルギー	59kcal		
たんぱく質	0.7g*	リン	21mg
塩分	0g	炭水化物	5.2g
カリウム	34mg	水分	0.1g

ポテトチップス（20g）

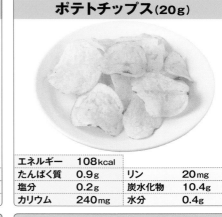

エネルギー	108kcal		
たんぱく質	0.9g	リン	20mg
塩分	0.2g	炭水化物	10.4g
カリウム	240mg	水分	0.4g

ポップコーン（20g）

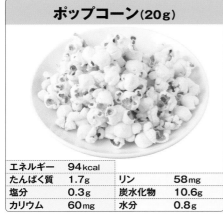

エネルギー	94kcal		
たんぱく質	1.7g	リン	58mg
塩分	0.3g	炭水化物	10.6g
カリウム	60mg	水分	0.8g

コーンスナック（20g）

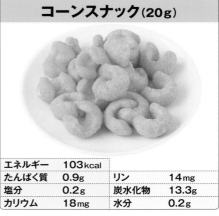

エネルギー	103kcal		
たんぱく質	0.9g	リン	14mg
塩分	0.2g	炭水化物	13.3g
カリウム	18mg	水分	0.2g

＊「アミノ酸組成によるたんぱく質」ではなく「たんぱく質」の数値で計算しています。

あんぱん・こしあん (1個80g)

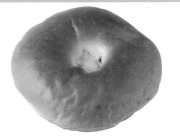

エネルギー	202kcal		
たんぱく質	5.0g	リン	46mg
塩分	0.2g	炭水化物	41.5g
カリウム	53mg	水分	28.4g

ジャムパン (1個80g)

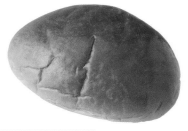

エネルギー	228kcal		
たんぱく質	3.9g	リン	38mg
塩分	0.2g	炭水化物	45.8g
カリウム	67mg	水分	25.6g

クリームパン (1個100g)

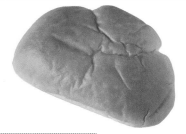

エネルギー	286kcal		
たんぱく質	7.1g	リン	110mg
塩分	0.4g	炭水化物	48.3g
カリウム	110mg	水分	35.5g

チョココロネ (1個80g)

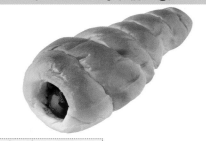

エネルギー	257kcal		
たんぱく質	4.2g	リン	74mg
塩分	0.3g	炭水化物	35.7g
カリウム	128mg	水分	26.8g

選ぶならコレ **たんぱく質が少なめのおすすめお菓子ベスト3**

お菓子25gあたりで、たんぱく質量が少ない順にランキングしました。

第1位 25gあたりたんぱく質 **0.3g**

いもかりんとう

エネルギー	カリウム	塩分
116kcal	138mg	微量

第2位 25gあたり **0.4g** **コーヒーゼリー**

エネルギー	11kcal	カリウム	12mg	塩分	微量

オレンジゼリー

エネルギー	20kcal	カリウム	45mg	塩分	微量

腎臓を守るコツ!

エネルギー補給にはあめ玉やラムネ菓子がおすすめ

　より手軽にエネルギーを補給できるのは、あめ玉やラムネ菓子です。糖分以外の成分はほぼ含まないので、たんぱく質やカリウムを気にせず食べることができます。

飲み物

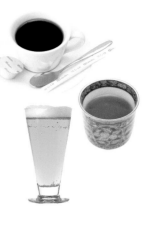

　甘い清涼飲料水は、エネルギー補給源としておすすめの食品です。ただ、たんぱく質やカリウムを含むものもあるので、成分表示をチェックしておきましょう。

　お茶やコーヒーなどの日常的な飲み物にも、たんぱく質やカリウムが含まれているので、できるだけ少ないものを選びます。お酒の飲み過ぎは、腎臓病を悪化させる要因なので厳禁です。

コーラ（コップ1杯200ml）

210gに相当

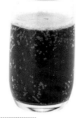

エネルギー	97kcal		
たんぱく質	0.2g*	リン	23mg
塩分	0g	炭水化物	23.9g
カリウム	微量	水分	185.9g

サイダー（コップ1杯200ml）

210gに相当

エネルギー	86kcal		
たんぱく質	0g*	リン	0mg
塩分	0g	炭水化物	21.4g
カリウム	微量	水分	188.6g

スポーツ飲料（コップ1杯200ml）

210gに相当

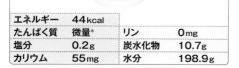

エネルギー	44kcal		
たんぱく質	微量*	リン	0mg
塩分	0.2g	炭水化物	10.7g
カリウム	55mg	水分	198.9g

乳酸菌飲料（コップ1杯200ml）

210gに相当

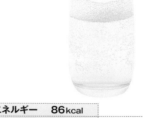

エネルギー	82kcal		
たんぱく質	0.6g	リン	27mg
塩分	微量	炭水化物	19.7g
カリウム	92mg	水分	187.5g

＊「アミノ酸組成によるたんぱく質」ではなく「たんぱく質」の数値で計算しています。

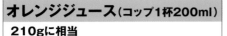

オレンジジュース（コップ1杯200ml）

210gに相当

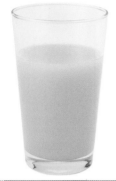

	濃縮還元	果汁 30%
エネルギー	97kcal	86kcal
たんぱく質	0.6g	0.2g
塩分	0g	0g
カリウム	399mg	120mg
リン	38mg	13mg
炭水化物	23.1g	21.2g
水分	185.0g	188.4g

りんごジュース（コップ1杯200ml）

210gに相当

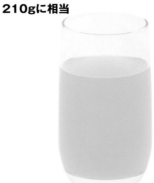

	濃縮還元	果汁 30%
エネルギー	99kcal	97kcal
たんぱく質	0.2g*1	微量*1
塩分	0g	0g
カリウム	231mg	50mg
リン	19mg	6mg
炭水化物	24.2g	23.9g
水分	185.0g	185.9g

ぶどうジュース（コップ1杯200ml）

210gに相当

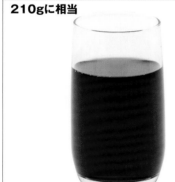

	濃縮還元	果汁 10%
エネルギー	97kcal	109kcal
たんぱく質	0.6g	微量*1
塩分	0g	0g
カリウム	50mg	6mg
リン	15mg	2mg
炭水化物	25.4g	27.5g
水分	183.1g	182.5g

グレープフルーツジュース（コップ1杯200ml）

210gに相当

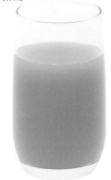

	濃縮還元	果汁 20%
エネルギー	80kcal	82kcal
たんぱく質	1.5g*1	0.2g*1
塩分	0g	0g
カリウム	336mg	71mg
リン	25mg	6mg
炭水化物	18.1g	20.4g
水分	189.2g	189.2g

　＊1「アミノ酸組成によるたんぱく質」ではなく「たんぱく質」の数値で計算しています。

point 果汁の割合が低い**ジュース類**は、たんぱく質やカリウムが少なく、エネルギー源となるため、間食としておすすめです。**ココア**は牛乳を加えず、たんぱく質ゼロのお湯で溶かしましょう。

トマトジュース・食塩無添加（コップ1杯200ml）

210gに相当

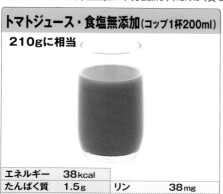

エネルギー	38kcal		
たんぱく質	1.5g	リン	38mg
塩分	微量	炭水化物	6.9g
カリウム	546mg	水分	197.6g

ミルクココア（ミルクココア粉末20g、お湯150ml）

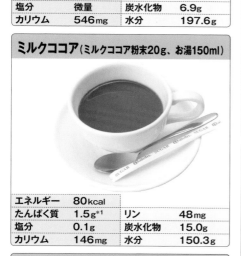

エネルギー	80kcal		
たんぱく質	1.5g*1	リン	48mg
塩分	0.1g	炭水化物	15.0g
カリウム	146mg	水分	150.3g

コーヒーミルク・乳脂肪（1個5g）

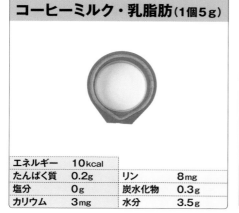

エネルギー	10kcal		
たんぱく質	0.2g	リン	8mg
塩分	0g	炭水化物	0.3g
カリウム	3mg	水分	3.5g

コーヒー（カップ1杯150ml）

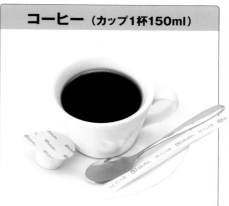

	浸出液	インスタント（粉末2g、お湯150ml）	インスタント・砂糖ミルク入り*2
エネルギー	6kcal	6kcal	28kcal
たんぱく質	0.2g	0.1g	0.3g
塩分	0g	0g	0g
カリウム	98mg	72mg	約75mg
リン	11mg	7mg	約15mg
炭水化物	1.2g	1.3g	4.6g
水分	147.9g	150.1g	約153.6g

紅茶（カップ1杯150ml）

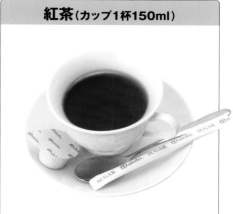

	ストレート	砂糖ミルク入り*2
エネルギー	2kcal	24kcal
たんぱく質	0.2g*1	0.2g
塩分	0g	0g
カリウム	12mg	約15mg
リン	3mg	約11mg
炭水化物	0.2g	3.5g
水分	149.6g	153.1g

＊1「アミノ酸組成によるたんぱく質」ではなく「たんぱく質」の数値で計算しています。
＊2 コーヒーシュガー1本3g、コーヒーミルク1個5gを加えた場合。

緑茶・玉露（湯呑み小1杯40ml）

40gに相当

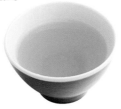

エネルギー	2kcal		
たんぱく質	0.4g	リン	12mg
塩分	0g	炭水化物	0.1g
カリウム	136mg	水分	39.1g

ほうじ茶（湯呑み大1杯150ml）

150gに相当

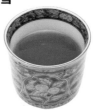

エネルギー	0kcal		
たんぱく質	微量*	リン	2mg
塩分	0g	炭水化物	微量
カリウム	36mg	水分	149.7g

ウーロン茶（コップ1杯200ml）

200gに相当

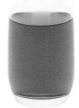

エネルギー	0kcal		
たんぱく質	微量*	リン	2mg
塩分	0g	炭水化物	0.2g
カリウム	26mg	水分	199.6g

麦茶（コップ1杯200ml）

200gに相当

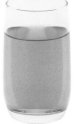

エネルギー	2kcal		
たんぱく質	微量*	リン	2mg
塩分	0g	炭水化物	0.6g
カリウム	12mg	水分	199.4g

選ぶなら コレ **たんぱく質が約0gのおすすめ飲み物は?**

たんぱく質をほぼ含まない飲み物を、ジュース類は100kcalあたりで飲める量、
お茶は100mlあたりのカリウム量が少ない順にランキングしました。

ジュース類

1位	100kcalあたり **244ml** 飲める!	サイダー
2位	100kcalあたり **217ml**	コーラ りんごジュース・果汁30%

お茶

1位	100mlあたり カリウム **6mg**	麦茶
2位	100mlあたり **13mg**	ウーロン茶
3位	100mlあたり **24mg**	ほうじ茶

point ビールより、発泡酒や新ジャンル（第3のビール）のほうが、たんぱく質やカリウムが少なめ。飲みたい気分の ときは、**ノンアルコールビール**を飲んでみるのも一案。地ビールは、高たんぱくなものが多いので、要注意。

ビール・淡色（グラス1杯300ml）

302gに相当

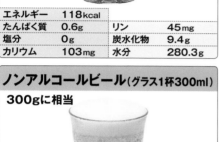

エネルギー	118kcal		
たんぱく質	0.6g	リン	45mg
塩分	0g	炭水化物	9.4g
カリウム	103mg	水分	280.3g

黒ビール（グラス1杯300ml）

303gに相当

エネルギー	136kcal		
たんぱく質	0.9g	リン	100mg
塩分	0g	炭水化物	10.6g
カリウム	167mg	水分	277.5g

ノンアルコールビール（グラス1杯300ml）

300gに相当

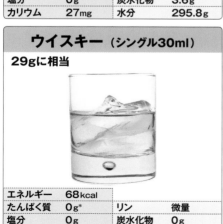

エネルギー	15kcal		
たんぱく質	0.3g	リン	24mg
塩分	0g	炭水化物	3.6g
カリウム	27mg	水分	295.8g

ウイスキー（シングル30ml）

29gに相当

エネルギー	68kcal		
たんぱく質	0g*	リン	微量
塩分	0g	炭水化物	0g
カリウム	0mg	水分	19.3g

腎臓 を 守る コツ!

アルコールの適量を 知っておこう

　お酒の適量は、エタノール量に換算して、男性で1日20〜30g以下、女性で10〜20g以下です。エタノール量（g）は、お酒の量(ml)×[アルコール度数(%)÷100]×0.8で求められます。

　お酒自体の量ではなく、お酒に含まれるエタノール量なので、アルコール度数によって飲める量が違います。アルコール度数が低ければ、比較的、量を多く飲むことができ、度数が高ければ飲める量は少なくなります。

　量が少なくて満足できないという場合には、ウイスキーや焼酎を水割りにして薄めて飲むのもよいでしょう。

> 一般的なお酒の適量
> ● 日本酒 …… 1合
> ● ビール …… 中瓶1本
> ● ワイン …… グラス2杯（200ml）
> ● 焼酎 …… コップ半分程度（100ml）
> ● ウイスキー …… ダブル1杯（60ml）
> ● チューハイ（7%） …… 1缶（350ml）

＊「アミノ酸組成によるたんぱく質」ではなく「たんぱく質」の数値で計算しています。

日本酒（120ml）

120gに相当

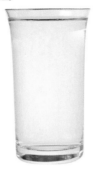

	純米吟醸酒	本醸造酒	普通酒
エネルギー	122kcal	127kcal	128kcal
たんぱく質	0.4g	0.4g	0.4g
塩分	0g	0g	0g
カリウム	6mg	6mg	6mg
リン	10mg	10mg	8mg
炭水化物	5.0g	5.5g	6.0g
水分	100.2g	99.4g	98.9g

焼酎（60ml）

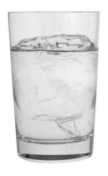

	甲類（57gに相当）	乙類（58gに相当）
エネルギー	116kcal	84kcal
たんぱく質	0g*	0g*
塩分	0g	0g
カリウム	—	—
リン	—	—
炭水化物	0g	0g
水分	40.5g	46.1g

赤ワイン（グラス1杯100ml）

100gに相当

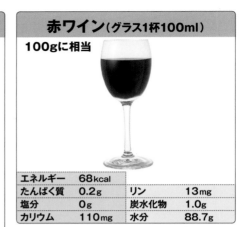

エネルギー	68kcal		
たんぱく質	0.2g	リン	13mg
塩分	0g	炭水化物	1.0g
カリウム	110mg	水分	88.7g

白ワイン（グラス1杯100ml）

100gに相当

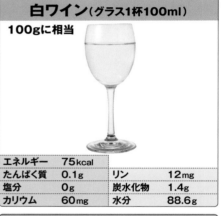

エネルギー	75kcal		
たんぱく質	0.1g	リン	12mg
塩分	0g	炭水化物	1.4g
カリウム	60mg	水分	88.6g

ブランデー（30ml）

29gに相当

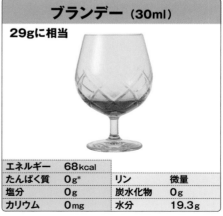

エネルギー	68kcal		
たんぱく質	0g*	リン	微量
塩分	0g	炭水化物	0g
カリウム	0mg	水分	19.3g

＊「アミノ酸組成によるたんぱく質」ではなく「たんぱく質」の数値で計算しています。

point おつまみにも要注意です。高塩分なフライドポテトなどはやめて、食物繊維が豊富な**海藻サラダや酢の物**を選びます。たんぱく質制限がある人は、枝豆とチーズといった、たんぱく質の多いものの重ね食べは避けます。

梅酒（グラス1杯100ml）

104gに相当

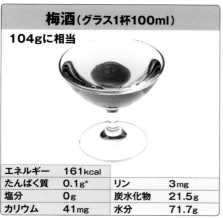

エネルギー	161kcal		
たんぱく質	0.1g*	リン	3mg
塩分	0g	炭水化物	21.5g
カリウム	41mg	水分	71.7g

ウオッカ（30ml）

29gに相当

エネルギー	69kcal		
たんぱく質	0g*	リン	0mg
塩分	0g	炭水化物	0g
カリウム	微量	水分	19.2g

選ぶなら コレ # たんぱく質が0gのおすすめお酒は?

たんぱく質が0gのお酒をピックアップしました。

蒸留酒

- ● 焼酎・甲類、乙類
- ● ウイスキー
- ● ブランデー
- ● ウオッカ

腎臓を守るコツ!

蒸留酒は、たんぱく質ゼロ

　ビールや日本酒などの醸造酒は、麦や米といった原料由来の糖質やたんぱく質を含みます。一方、焼酎などの蒸留酒は、ほぼ水とエタノールでできているため、たんぱく質を気にする必要がありません。ジンやラム、泡盛も蒸留酒です。

飲み過ぎ に注意 # カリウムが多めの要注意お酒ワースト5

酒50mlに含まれる、カリウム量が多い順にランキングしました。

第1位 50mlあたり カリウム **55mg**
赤ワイン

エネルギー	たんぱく質
34kcal	0.1g*

第2位 50mlあたり **30mg** 白ワイン

エネルギー	38kcal	たんぱく質	0.1g*

第3位 50mlあたり **28mg** 黒ビール

エネルギー	23kcal	たんぱく質	0.2g

● **第4位** 50mlあたり **20mg** 梅酒

エネルギー	78kcal	たんぱく質	0.1g*

● **第5位** 50mlあたり **17mg** ビール〈淡色〉

エネルギー	20kcal	たんぱく質	0.1g

＊「アミノ酸組成によるたんぱく質」ではなく「たんぱく質」の数値で計算しています。

調味料

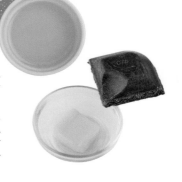

腎臓の負担を減らすためには、減塩が欠かせません。食材に含まれている"見えない塩分"よりも、味つけに使う調味料の"見える塩分"は、簡単に調整できます。

目分量で使っていると、正確な量を把握できず、使い過ぎにつながります。まずは、計量スプーンで量る習慣をつけましょう。酢やこしょうといった塩分ゼロの調味料を活用するのもおすすめです。

赤みそ（大さじ1杯18g）

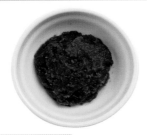

エネルギー	32kcal		
たんぱく質	2.0g	リン	36mg
塩分	2.3g	炭水化物	3.4g
カリウム	79mg	水分	8.2g

白みそ（大さじ1杯18g）

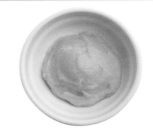

エネルギー	37kcal		
たんぱく質	1.6g	リン	23mg
塩分	1.1g	炭水化物	6.0g
カリウム	61mg	水分	7.7g

だし入りみそ（大さじ1杯18g）

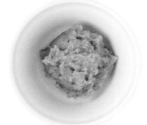

エネルギー	30kcal		
たんぱく質	1.8g	リン	29mg
塩分	2.1g	炭水化物	3.2g
カリウム	76mg	水分	9.0g

ケチャップ（大さじ1杯18g）

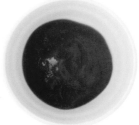

エネルギー	19kcal		
たんぱく質	0.2g	リン	6mg
塩分	0.6g	炭水化物	4.7g
カリウム	68mg	水分	11.9g

point 酢は塩分やたんぱく質が含まれないので、積極的に使いたい調味料です。酸味を利かせれば、減塩でも料理の味が引き締まります。ただし、すし酢には塩分や糖分が含まれます。

薄口しょうゆ（大さじ1杯18g）

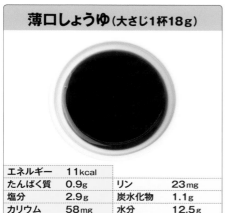

エネルギー	11kcal		
たんぱく質	0.9g	リン	23mg
塩分	2.9g	炭水化物	1.1g
カリウム	58mg	水分	12.5g

濃口しょうゆ（大さじ1杯18g）

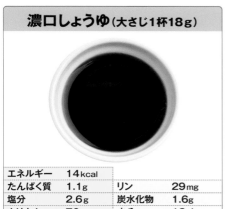

エネルギー	14kcal		
たんぱく質	1.1g	リン	29mg
塩分	2.6g	炭水化物	1.6g
カリウム	70mg	水分	12.1g

めんつゆ・三倍濃縮（大さじ1杯18g）

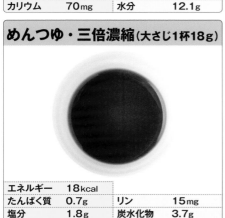

エネルギー	18kcal		
たんぱく質	0.7g	リン	15mg
塩分	1.8g	炭水化物	3.7g
カリウム	40mg	水分	11.7g

みりん（大さじ1杯18g）

	みりん風調味料	本みりん
エネルギー	41kcal	43kcal
たんぱく質	微量*	0g
塩分	微量	0g
カリウム	1mg	1mg
リン	3mg	1mg
炭水化物	10.0g	7.8g
水分	7.8g	8.5g

酢（大さじ1杯15g）

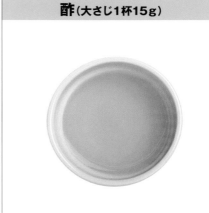

	穀物酢	米酢	りんご酢
エネルギー	6kcal	9kcal	6kcal
たんぱく質	微量*	微量*	微量*
塩分	0g	0g	0g
カリウム	1mg	2mg	9mg
リン	0mg	2mg	1mg
炭水化物	0.4g	1.1g	0.4g
水分	14.0g	13.2g	13.9g

＊「アミノ酸組成によるたんぱく質」ではなく「たんぱく質」の数値で計算しています。

濃厚ソース（大さじ1杯18g）

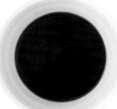

エネルギー	24kcal		
たんぱく質	0.2g*	リン	3mg
塩分	1.0g	炭水化物	5.4g
カリウム	38mg	水分	10.9g

ウスターソース（大さじ1杯18g）

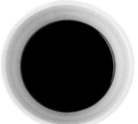

エネルギー	22kcal		
たんぱく質	0.1g	リン	2mg
塩分	1.5g	炭水化物	4.9g
カリウム	34mg	水分	11.0g

オイスターソース（大さじ1杯18g）

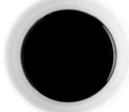

エネルギー	19kcal		
たんぱく質	1.1g	リン	22mg
塩分	2.1g	炭水化物	3.6g
カリウム	47mg	水分	11.1g

ぽん酢しょうゆ（大さじ1杯17g）

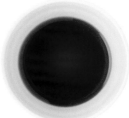

エネルギー	11kcal		
たんぱく質	0.5g	リン	10mg
塩分	1.3g	炭水化物	1.8g
カリウム	31mg	水分	13.1g

豆板醤（大さじ1杯18g）

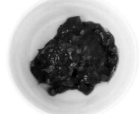

エネルギー	9kcal		
たんぱく質	0.4g*	リン	9mg
塩分	3.2g	炭水化物	0.7g
カリウム	36mg	水分	12.5g

粒入りマスタード（小さじ1杯6g）

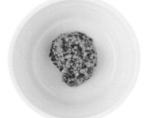

エネルギー	14kcal		
たんぱく質	0.4g	リン	16mg
塩分	0.2g	炭水化物	0.9g
カリウム	11mg	水分	3.4g

　＊「アミノ酸組成によるたんぱく質」ではなく「たんぱく質」の数値で計算しています。

point ● **ぽん酢しょうゆ**は、しょうゆ（→P119）よりも塩分が低く、たんぱく質が少ないので、積極的に使いましょう。
● しょうゆに無塩のだし汁を混ぜた**手作りだししょうゆ**を使って、減塩にチャレンジするのもおすすめです。

顆粒和風だし(1g)

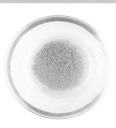

エネルギー	2kcal		
たんぱく質	0.3g	リン	3mg
塩分	0.4g	炭水化物	0.3g
カリウム	2mg	水分	0g

かつおだし汁(1カップ200g)

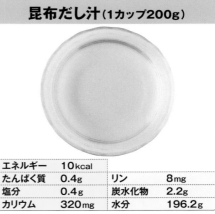

エネルギー	4kcal		
たんぱく質	0.4g	リン	36mg
塩分	0.2g	炭水化物	0.4g
カリウム	58mg	水分	198.8g

顆粒昆布だし(1g)

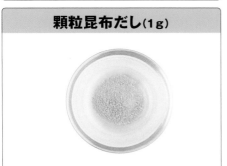

エネルギー	2kcal		
たんぱく質	0.1g	リン	1mg
塩分	0.6g	炭水化物	0.3g
カリウム	2mg	水分	0g

昆布だし汁(1カップ200g)

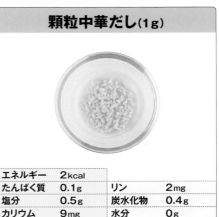

エネルギー	10kcal		
たんぱく質	0.4g	リン	8mg
塩分	0.4g	炭水化物	2.2g
カリウム	320mg	水分	196.2g

顆粒コンソメ(1g)

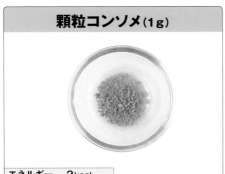

エネルギー	2kcal		
たんぱく質	0.1g	リン	1mg
塩分	0.4g	炭水化物	0.4g
カリウム	2mg	水分	0g

顆粒中華だし(1g)

エネルギー	2kcal		
たんぱく質	0.1g	リン	2mg
塩分	0.5g	炭水化物	0.4g
カリウム	9mg	水分	0g

121

食塩（1g）

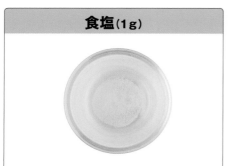

エネルギー	0kcal		
たんぱく質	0g*	リン	0mg
塩分	1.0g	炭水化物	0g
カリウム	1mg	水分	0g

こしょう・白（小さじ1杯2g）

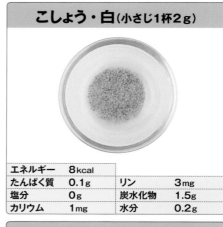

エネルギー	8kcal		
たんぱく質	0.1g	リン	3mg
塩分	0g	炭水化物	1.5g
カリウム	1mg	水分	0.2g

カレールウ（1かけ20g）

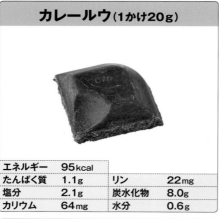

エネルギー	95kcal		
たんぱく質	1.1g	リン	22mg
塩分	2.1g	炭水化物	8.0g
カリウム	64mg	水分	0.6g

ホワイトソース（1/4缶70g）

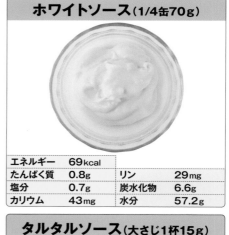

エネルギー	69kcal		
たんぱく質	0.8g	リン	29mg
塩分	0.7g	炭水化物	6.6g
カリウム	43mg	水分	57.2g

デミグラスソース（1/4缶70g）

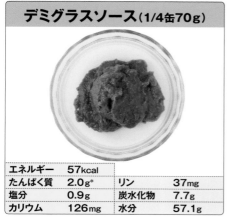

エネルギー	57kcal		
たんぱく質	2.0g*	リン	37mg
塩分	0.9g	炭水化物	7.7g
カリウム	126mg	水分	57.1g

タルタルソース（大さじ1杯15g）

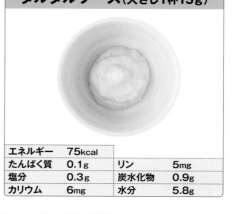

エネルギー	75kcal		
たんぱく質	0.1g	リン	5mg
塩分	0.3g	炭水化物	0.9g
カリウム	6mg	水分	5.8g

　＊「アミノ酸組成によるたんぱく質」ではなく「たんぱく質」の数値で計算しています。

point 油脂類は、たんぱく質や塩分を含まず、高エネルギーなので、エネルギー不足のときに役立ちます。調理油のなかでも、**ごま油**や**オリーブ油**（→P124）は、動脈硬化を予防する効果が期待できます。

マヨネーズ（大さじ1杯15g）

	全卵型	卵黄型
エネルギー	100kcal	100kcal
たんぱく質	0.2g	0.3g
塩分	0.3g	0.3g
カリウム	2mg	3mg
リン	4mg	11mg
炭水化物	1.1g	0.4g
水分	2.5g	3.0g

バター（1かけ10g）

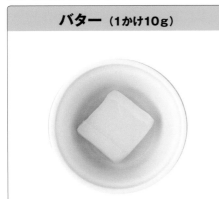

	有塩	無塩
エネルギー	70kcal	72kcal
たんぱく質	0.1g	微量
塩分	0.2g	0g
カリウム	3mg	2mg
リン	2mg	2mg
炭水化物	0.7g	0.6g
水分	1.6g	1.6g

マーガリン・ソフトタイプ（10g）

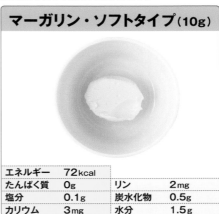

エネルギー	72kcal		
たんぱく質	0g	リン	2mg
塩分	0.1g	炭水化物	0.5g
カリウム	3mg	水分	1.5g

サラダ油（大さじ1杯12g）

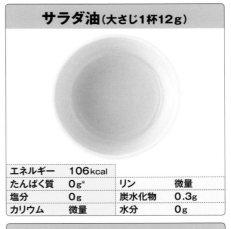

エネルギー	106kcal		
たんぱく質	0g*	リン	微量
塩分	0g	炭水化物	0.3g
カリウム	微量	水分	0g

ごま油（大さじ1杯12g）

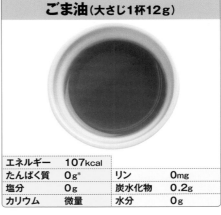

エネルギー	107kcal		
たんぱく質	0g*	リン	0mg
塩分	0g	炭水化物	0.2g
カリウム	微量	水分	0g

＊「アミノ酸組成によるたんぱく質」ではなく「たんぱく質」の数値で計算しています。

オリーブ油（大さじ1杯12g）

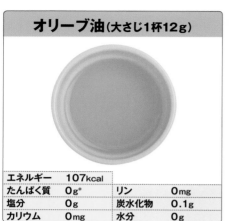

エネルギー	107kcal		
たんぱく質	0g*	リン	0mg
塩分	0g	炭水化物	0.1g
カリウム	0mg	水分	0g

フレンチドレッシング（大さじ1杯15g）

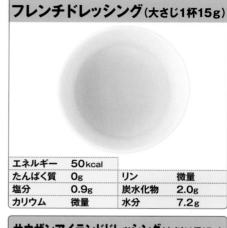

エネルギー	50kcal		
たんぱく質	0g	リン	微量
塩分	0.9g	炭水化物	2.0g
カリウム	微量	水分	7.2g

和風ドレッシング（大さじ1杯15g）

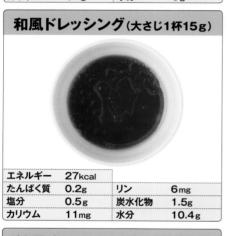

エネルギー	27kcal		
たんぱく質	0.2g	リン	6mg
塩分	0.5g	炭水化物	1.5g
カリウム	11mg	水分	10.4g

サウザンアイランドドレッシング（大さじ1杯15g）

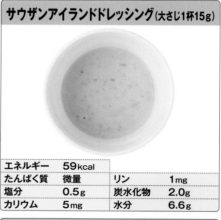

エネルギー	59kcal		
たんぱく質	微量	リン	1mg
塩分	0.5g	炭水化物	2.0g
カリウム	5mg	水分	6.6g

ごま風味ドレッシング（大さじ1杯15g）

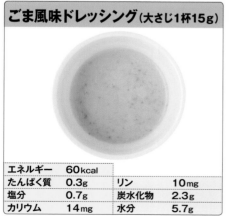

エネルギー	60kcal		
たんぱく質	0.3g	リン	10mg
塩分	0.7g	炭水化物	2.3g
カリウム	14mg	水分	5.7g

ノンオイル和風ドレッシング（大さじ1杯15g）

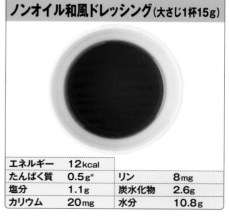

エネルギー	12kcal		
たんぱく質	0.5g*	リン	8mg
塩分	1.1g	炭水化物	2.6g
カリウム	20mg	水分	10.8g

　＊「アミノ酸組成によるたんぱく質」ではなく「たんぱく質」の数値で計算しています。

point お菓子作りやコーヒーなどに使う**グラニュー糖**は、上白糖と同じくカリウムやたんぱく質がほとんどないので、エネルギー源として上手に利用しましょう。**黒糖**はカリウムやたんぱく質を多めに含むので、要注意です。

上白糖（大さじ1杯9g）

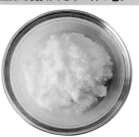

エネルギー	35kcal		
たんぱく質	0g*	リン	微量
塩分	0g	炭水化物	8.9g
カリウム	0mg	水分	0.1g

黒糖（1かけ15g）

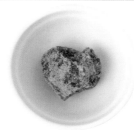

エネルギー	53kcal		
たんぱく質	0.1g	リン	5mg
塩分	0g	炭水化物	13.7g
カリウム	165mg	水分	0.7g

はちみつ（大さじ1杯21g）

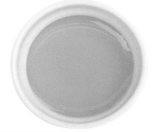

エネルギー	69kcal		
たんぱく質	微量	リン	1mg
塩分	0g	炭水化物	17.2g
カリウム	14mg	水分	3.7g

水あめ（大さじ1杯21g）

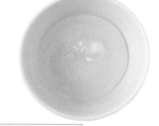

エネルギー	72kcal		
たんぱく質	0g*	リン	0mg
塩分	0g	炭水化物	17.9g
カリウム	0g	水分	3.2g

使い過ぎに注意 ## たんぱく質やカリウムが多めな要注意調味料は？

小さじ1杯あたりに含まれるたんぱく質やカリウムが多い順のランキングです。

カリウム量多め

小さじ1杯あたり		カリウム量
1位	33mg	黒砂糖
2位	26mg	赤みそ
3位	25mg	だし入りみそ
4位	23mg	濃口しょうゆ
4位	23mg	ケチャップ
6位	20mg	白みそ
7位	19mg	薄口しょうゆ

たんぱく質量多め

小さじ1杯あたり		たんぱく質量
1位	0.8g	顆粒和風だし
2位	0.6g	だし入りみそ
3位	0.4g	濃口しょうゆ
3位	0.4g	オイスターソース
3位	0.4g	粒入りマスタード

＊「アミノ酸組成によるたんぱく質」ではなく「たんぱく質」の数値で計算しています。

治療用特殊食品

　たんぱく質を控えるには、治療用の特殊食品（たんぱく質調整食品）を活用する方法もあります。食べる量を減らさずに、たんぱく質を大幅カットできます。P126〜128では、「日本食品標準成分表 2020年版（八訂）」の通常食品との比較を示しました。たんぱく質調整食品は、通販サイトやメーカーのオンラインショップから直接購入できます。

　また、減塩のためには、減塩タイプの調味料を使うのがおすすめです。リンの摂取量を減らしたいときは、リンやたんぱく質を減らした低リンタイプの牛乳などを活用するとよいでしょう。

1/25越後ごはん (1パック180g)

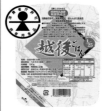

エネルギー	292kcal
たんぱく質	0.2g
塩分	0g
カリウム	0mg
リン	23mg
炭水化物	70.4g
水分	109.8g

白米ごはんより
たんぱく質 **4.3g**減

バイオテックジャパン

ゆめごはん1/35トレー (1パック180g)

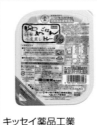

エネルギー	299kcal
たんぱく質	0.1g
塩分	0g
カリウム	0mg
リン	22mg
炭水化物	72.5g
水分	106.6g

白米ごはんより
たんぱく質 **4.4g**減

キッセイ薬品工業

真粒米1/25・米粒タイプ* (1食分180gあたり)

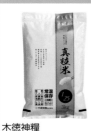

エネルギー	302kcal
たんぱく質	0.2g
塩分	0g
カリウム	0mg
リン	35mg
炭水化物	72.9g
水分	106.0g

白米ごはんより
たんぱく質 **4.3g**減

木徳神糧

お祝い越後ごはん* (1パック180g)

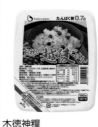

エネルギー	285kcal
たんぱく質	0.7g
塩分	0g
カリウム	7mg
リン	14mg
炭水化物	69.3g
水分	108.0g

一般的な赤飯より
たんぱく質 **7.0g**減

木徳神糧

越後おかゆ パウチタイプ* (1個150g)

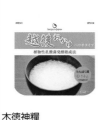

エネルギー	66kcal
たんぱく質	0.1g
塩分	0g
カリウム	2mg
リン	5mg
炭水化物	16.3g
水分	133.5g

一般的なおかゆより
たんぱく質 **1.6g**減

木徳神糧

腎臓を守るコツ！

特殊食品で、エネルギー不足を防ぐ

　ごはんやパンなどの主食をたんぱく質調整食品に置き換えることで、主菜の量を大幅に減らす必要がなくなります。特に、たんぱく質制限が1日40g以下の患者さんは、エネルギーの確保が難しくなるので、こういった食品の活用も検討しましょう。

　＊消費者庁許可の特別用途食品（病者用食品）ではありません。

📖 各商品のお問い合わせ先はP159を参照してください。

越後の食パン*(1枚50g)

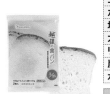

エネルギー	134kcal
たんぱく質	0.2g
塩分	0.4g
カリウム	7mg
リン	3mg
炭水化物	27.1g
水分	19.8g

一般的な食パンより
たんぱく質 4.3g減

バイオテックジャパン

越後のバーガーパン*(1個80g)

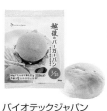

エネルギー	233kcal
たんぱく質	0.3g
塩分	0.3g
カリウム	8mg
リン	15mg
炭水化物	46.1g
水分	28.2g

一般的なロールパンより
たんぱく質 7.8g減

バイオテックジャパン

ゆめベーカリー たんぱく質調整 丸パン*(1個50g)

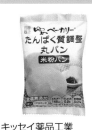

エネルギー	146kcal
たんぱく質	0.2g
塩分	0.1g
カリウム	8mg
リン	14mg
炭水化物	29.4g
水分	17.1g

一般的なロールパンより
たんぱく質 4.9g減

キッセイ薬品工業

即席げんたらーめん しょうゆ味*(1袋73g)

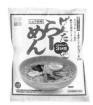

エネルギー	346kcal
たんぱく質	3.3g
塩分	3.5g
カリウム	69mg
リン	52mg
炭水化物	48.3g
水分	2.0g

一般的な中華風即席カップ麺より
たんぱく質 4.1g減

キッセイ薬品工業

げんた冷凍めん うどん風(1食200gあたり)

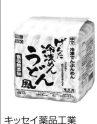

エネルギー	291kcal
たんぱく質	0g
塩分	0g
カリウム	2mg
リン	26mg
炭水化物	66.4g
水分	130.8g

ゆでうどんより
たんぱく質 5.0g減

キッセイ薬品工業

げんたそば(ゆで100gあたり)

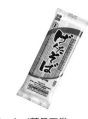

エネルギー	123kcal
たんぱく質	0.9g
塩分	0g
カリウム	9mg
リン	16mg
炭水化物	29g
水分	70.6g

ゆでそばより
たんぱく質 3.9g減

キッセイ薬品工業

アプロテン たんぱく調整スパゲティタイプ*(100gあたり)

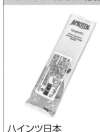

エネルギー	357kcal
たんぱく質	0.4g
塩分	0g
カリウム	15mg
リン	19mg
炭水化物	87.2g
水分	11.6g

スパゲッティより
たんぱく質 12.5g減

ハインツ日本

アプロテン たんぱく調整マカロニタイプ*(25gあたり)

エネルギー	89kcal
たんぱく質	0.1g
塩分	0g
カリウム	4mg
リン	5mg
炭水化物	21.8g
水分	2.9g

マカロニより
たんぱく質 3.1g減

ハインツ日本

*消費者庁許可の特別用途食品（病者用食品）ではありません。

各商品のお問い合わせ先はP159を参照してください。

塩分0.5gのコーンスープ*(1袋130g)

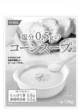

エネルギー	212kcal
たんぱく質	0.8g
塩分	0.5g
カリウム	38mg
リン	14mg
炭水化物	15.4g
水分	97.0g

一般的なコーンスープより
塩分 0.7g減

ホリカフーズ

塩分0.5gの牛丼の素*(1袋130g)

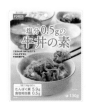

エネルギー	151kcal
たんぱく質	5.9g
塩分	0.5g
カリウム	64mg
リン	34mg
炭水化物	6.4g
水分	105.7g

一般的な牛丼の具より
塩分 0.8g減

ホリカフーズ

ゆめレトルト 辛口カレー*(1袋150g)

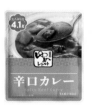

エネルギー	185kcal
たんぱく質	4.1g
塩分	1.2g
カリウム	182mg
リン	45mg
炭水化物	20.7g
水分	114.2g

一般的なポークカレーより
塩分 0.9g減

キッセイ薬品工業

だしわりしょうゆ*(大さじ1杯15mlあたり)

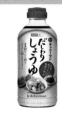

エネルギー	15kcal
たんぱく質	0.6g
塩分	1.0g
カリウム	4mg
リン	6mg
炭水化物	3.2g
水分	11.9g

濃口しょうゆより
塩分 1.2g減

キッコーマン

だしわりつゆの素*(大さじ1杯15mlあたり)

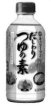

エネルギー	20kcal
たんぱく質	0.8g
塩分	1.4g
カリウム	2mg
リン	1mg
炭水化物	4.1g
水分	11.2g

一般的なめんつゆより
塩分 0.3g減

キッコーマン

だしわりぽんず*(大さじ1杯15mlあたり)

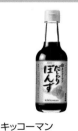

エネルギー	9kcal
たんぱく質	0.3g
塩分	0.7g
カリウム	4mg
リン	5mg
炭水化物	1.8g
水分	13.5g

一般的なぽん酢しょうゆより
塩分 0.4g減

キッコーマン

低リンミルクL.P.K.(1本20g)

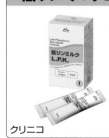

エネルギー	92kcal
たんぱく質	3.0g
塩分	0.1g
カリウム	80mg
リン	16mg
炭水化物	12.8g
水分	0.5g

普通牛乳より
リン 77mg減

クリニコ

低リン乳*(1本125ml)

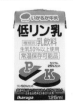

エネルギー	84kcal
たんぱく質	4.0g
塩分	0.3g
カリウム	130mg
リン	54mg
炭水化物	6.6g
水分	113.0g

普通牛乳より
リン 62mg減

いかるが牛乳

*消費者庁許可の特別用途食品（病者用食品）ではありません。

外食やコンビニを
上手に活用しよう

　PART2では、代表的な外食メニューやコンビニ弁当、お惣菜の栄養成分を紹介します。外食や、お弁当などを買ってきて食べる中食は、忙しいときにはとても便利ですが、塩分やたんぱく質が多くなりがちです。そこで、1食あたり塩分は2g以下、たんぱく質は20gを超えないための調整方法も紹介しています。たんぱく質制限の程度によっては、さらにたんぱく質を控える必要があるので、担当の医師や管理栄養士の指導を受けることも大切です。

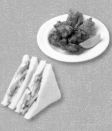

外食メニュー

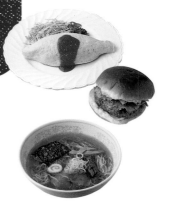

　仕事をしている人などは、平日の昼に外食を利用することも多いのではないでしょうか。手づくり弁当派の人や、ふだんは家で過ごすことが多い人も、たまの楽しみとして外食を楽しむ機会があると思います。

　そこで、代表的な外食メニューの栄養成分を示すとともに、腎臓への負担を減らすためのポイントをアドバイスします。

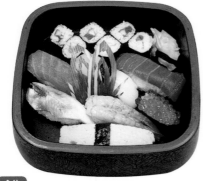

握り寿司(1人前)

主な材料をチェック	エネルギー	たんぱく質	塩分	カリウム
しゃり(1個20g)	32kcal	0.4g	0.2g	6mg
サーモン(1切れ15g)	33kcal	2.5g	0g	57mg
イカ(1切れ15g)	12kcal	2.1g	0.1g	51mg
マグロ・赤身(1切れ15g)	23kcal	3.1g	0g	65mg
アナゴ・たれ含まず(1切れ15g)	26kcal	2.1g	0.1g	42mg
甘エビ(2尾10g)	9kcal	1.5g	0.1g	31mg
イクラ(10g)	25kcal	2.9g	0.2g	21mg
玉子(1切れ20g)	29kcal	1.9g	0.2g	26mg

全体

エネルギー	567kcal	塩分	3.1g
たんぱく質	26.6g	カリウム	563mg

食べ方の工夫

1 握り寿司は、7個を目安に数種類をバランスよく

　たんぱく質のとり過ぎを防ぐためには、握り寿司は7個くらいまでに。かっぱ巻きなど魚以外の寿司を織り交ぜ、同じネタばかりにならないよう、**いろいろな種類をバランスよく食べましょう**。マグロなら赤身よりトロがおすすめです。

2 汁物などの高塩分なサイドメニューは控える

　酢飯にも塩が使われているため、寿司は塩分が多いメニュー。そこにみそ汁や茶わん蒸しなどを**追加すると、塩分のとり過ぎになってしまいます**。しょうゆを使うときはネタ側に少しだけつけ、使い過ぎを防ぎましょう。

牛丼（並盛）

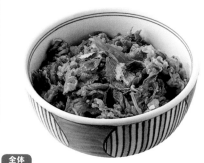

全体

エネルギー	637kcal	塩分	3.0g
たんぱく質	18.7g	カリウム	296mg

主な材料をチェック

	エネルギー	たんぱく質	塩分	カリウム
白米ごはん（250g）	390kcal	5.0g	0g	73mg
牛丼の具（135g）	245kcal	13.7g	2.7g	221mg
紅しょうが（10g）	2kcal	0g	0.3g	2mg

食べ方の工夫

サイドメニューはサラダにする

　牛肉をたっぷり使う牛丼は、たんぱく質が多くなります。外食チェーンでは卵のトッピングが人気ですが、たんぱく質量がオーバーしてしまうので、おすすめできません。また、牛肉に煮汁がしっかりとしみ込み、塩分も多めなので、みそ汁もNGです。セットでついてきた場合も、汁物や漬物、紅しょうがは残すようにしましょう。牛丼のつゆは、少なめにしてもらうよう注文時に伝えます。

　おすすめは、野菜サラダです。野菜にほとんど塩分は含まれないので、安心です。ドレッシングを控えめにして食べましょう。**牛丼単品では不足しがちな食物繊維やビタミンを補うこともできます。**ごぼうサラダやポテトサラダと組み合わせるときは、牛丼は小盛りにしましょう。

食べ方の工夫

天ぷらなどのサイドメニューでエネルギーを補給する

　ざるそばは、汁をつけて食べるため、汁にひたっているかけそばよりも塩分が少なく、そばを食べたいときには、おすすめです。

　そばはエネルギーが低めですが、主食としてはたんぱく質が少なくないので、麺を大盛りにするのではなく、天ぷらを追加して、エネルギー不足を防ぎましょう。**たんぱく質が多い魚介類ではなく、野菜のかき揚げを選びます。**かけそばが食べたい場合は、汁は残しましょう。ちなみに同じ理由で、ラーメンも、つけ麺のほうが塩分を抑えられます。

ざるそば（並盛）

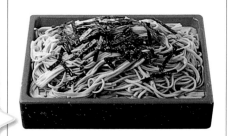

全体

エネルギー	328kcal	塩分	3.0g
たんぱく質	10.5g	カリウム	180mg

主な材料をチェック

	エネルギー	たんぱく質	塩分	カリウム
ゆでそば（220g）	286kcal	8.6g	0g	75mg
めんつゆ（90ml）	40kcal	1.8g	3.0g	90mg
のり、ねぎ（5g）	2kcal	0.1g	0g	15mg

かつ丼(並盛)

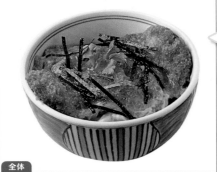

全体			
エネルギー	863kcal	塩分	3.2g
たんぱく質	30.1g	カリウム	613mg

主な材料をチェック	エネルギー	たんぱく質	塩分	カリウム
白米ごはん(200g)	312kcal	4.0g	0g	58mg
ロースとんかつ (1枚100g)	429kcal	19.0g	0.3g	340mg
卵(1個分50g)	71kcal	5.7g	0.2g	65mg

食べ方の工夫

前後の食事で塩分とたんぱく質のとり過ぎを調整する

かつ丼は、塩分、たんぱく質ともに多いので、できれば避けたいメニューです。同じかつでも、丼をやめてとんかつ定食にすると、セットのみそ汁や漬物を残すことで塩分が抑えられます。卵を使わない分、たんぱく質を減らすこともできます。

どうしてもかつ丼が食べたいというときは、とんかつ2切れ分程度を残すようにしましょう。ちょっとの我慢で腎臓を守ることができます。

そして前後の食事をふだん以上に減塩、低たんぱくのメニューにして1日分の摂取量を調整することも大切です。

食べ方の工夫

つゆを残して、塩分を2分の1以下にカット!

かけうどんを食べるときは、つゆを残すのが鉄則です。うどんそのものにも塩分が含まれているので、つゆを飲んでしまうと、塩分のとり過ぎになってしまいます。つゆを残すだけで、塩分は半分以下に抑えられます。煮込みうどんは、麺につゆがしみ込み、かけうどんよりも高塩分なので要注意です。

そばと同様、トッピングはエネルギーを補える野菜のかき揚などの天ぷらがおすすめです。また、トッピングにかまぼこがのっている場合は塩分が多めなので、残すか1切れまでにしましょう。

天ぷらうどん

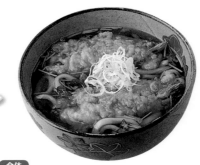

全体			
エネルギー	414kcal	塩分	5.0g
たんぱく質	18.4g	カリウム	509mg

主な材料をチェック	エネルギー	たんぱく質	塩分	カリウム
ゆでうどん(250g)	238kcal	5.8g	0.8g	23mg
つゆ(1杯分)	57kcal	2.2g	4.0g	320mg
バナメイエビ ・天ぷら(2尾60g)	116kcal	10.3g	0.2g	150mg

焼き魚定食

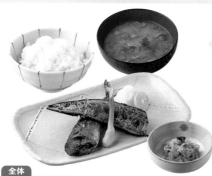

全体			
エネルギー	507kcal	塩分	3.5g
たんぱく質	21.2g	カリウム	442mg

主な材料をチェック

	エネルギー	たんぱく質	塩分	カリウム
白米ごはん (150g)	234kcal	3.0g	0g	44mg
サンマ・焼き (1尾分75g)	211kcal	14.5g	1.2g	195mg
切り干し大根の煮物 (40g)	21kcal	0.8g	0.4g	37mg

食べ方の工夫

魚はしょうゆの代わりにレモンをしぼって減塩！

外食では、丼ものよりも食べる量を調整しやすい定食を選ぶのがおすすめです。

サンマやアジなら、1尾食べても問題ありませんが、大きなホッケの一夜干しなどはたんぱく質や塩分量がオーバーしてしまうので、3分の1は残します。また、焼き魚には塩が振ってあるので、しょうゆを追加でかけるのはやめます。レモンがついているときは、酸味を利かせるのもよいでしょう。塩分のとり過ぎを防ぐために、みそ汁の汁は飲まず、具だけを食べます。

ポークカレーライス

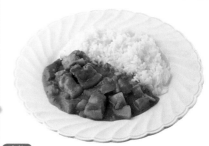

全体			
エネルギー	716kcal	塩分	2.2g
たんぱく質	14.8g	カリウム	634mg

主な材料をチェック

	エネルギー	たんぱく質	塩分	カリウム
白米ごはん (250g)	390kcal	5.0g	0g	73mg
カレールウ (1皿分20g)	95kcal	1.1g	2.1g	64mg
豚肩ロース肉 (50g)	119kcal	7.4g	0.1g	150mg
じゃがいも (40g)	24kcal	0.5g	0g	164mg

食べ方の工夫

ハーフサイズにしてトッピングを追加するのが◎

外食のカレーライスは、ふつう盛りでもごはんがおよそ250gと多めです。また、カレールウにも小麦粉が使われているため、エネルギーのとり過ぎに気をつけたいメニューです。

そこでおすすめなのが、「ハーフサイズ＋トッピング」の組み合わせです。最近では、外食チェーンでも野菜などの追加トッピングができるため、栄養バランスも整い、一石二鳥です。

ハーフサイズがない場合は、ごはんを少なめにしてもらいましょう。

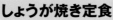

しょうが焼き定食

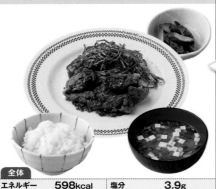

全体			
エネルギー	598kcal	塩分	3.9g
たんぱく質	24.0g	カリウム	638mg

主な材料をチェック

	エネルギー	たんぱく質	塩分	カリウム
白米ごはん（150g）	234kcal	4.2g	0g	44mg
豚のしょうが焼き（豚肉90g）	315kcal	16.5g	1.2g	390mg
みそ汁（1杯分）	42kcal	3.1g	1.8g	138mg

食べ方の工夫

薄切り肉を1枚残して、たんぱく質量を調整する

　豚ロース肉の場合、たんぱく質量のことを考えると、1食で食べられる量はだいたい60〜70gが目安。外食メニューのしょうが焼きは、一般的に80〜100gなので、少し残す必要があります。豚ロースの薄切り肉1枚がおよそ20gで、たんぱく質が約4gと覚えておくと、調整しやすくなります。

　定食によくついてくる漬物は高塩分なので、1切れまでにします。みそ汁も高塩分ですが、わかめなどの海藻は食物繊維やミネラルが豊富なので、具だけを食べて、汁を残しましょう。また、豆腐などのたんぱく質が含まれる具材は、なるべく残します。

食べ方の工夫

鶏もも肉を選んで、高たんぱくなメニューとの食べ合わせに注意

　定食の主菜として食べるほか、飲み会などのおつまみで出されることも多い鶏の唐揚げ。

　胸肉よりも、ほどよく脂を含み、たんぱく質量が少なめのもも肉の唐揚げがおすすめです。同じ鶏肉の揚げ物でも、小麦粉や片栗粉よりパン粉のほうがたんぱく質が多いため、チキンカツよりも唐揚げを選びましょう。特に高たんぱくなささみのフライは、避けてください。

　おつまみで鶏の唐揚げを食べるときには、枝豆や豆腐など、高たんぱくなものとの食べ合わせは避け、酢の物やサラダを選びます。

鶏の唐揚げ

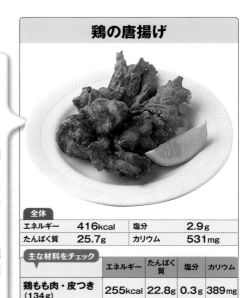

全体			
エネルギー	416kcal	塩分	2.9g
たんぱく質	25.7g	カリウム	531mg

主な材料をチェック

	エネルギー	たんぱく質	塩分	カリウム
鶏もも肉・皮つき（134g）	255kcal	22.8g	0.3g	389mg

中華丼

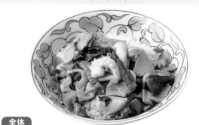

全体

エネルギー	631kcal	塩分	2.7g
たんぱく質	22.5g	カリウム	653mg

主な材料をチェック

	エネルギー	たんぱく質	塩分	カリウム
白米ごはん(250g)	390kcal	5.0g	0g	73mg
豚肩肉(30g)	60kcal	5.6g	微量	96mg
ブラックタイガー(30g)	23kcal	4.6g	0.1g	69mg
スルメイカ(30g)	23kcal	4.0g	0.2g	90mg
たけのこ(20g)	6kcal	0.5g	0g	94mg

食べ方の工夫

高たんぱくの食材を "ちょっとだけ"残す

　中華丼は、たくさんの食材が使われています。エビやイカなどの魚介類や、豚肉、うずらの卵など、たんぱく質が豊富な食材も欠かせません。

　個々の量は少なくても、高たんぱくな食材の組み合わせによって、全体のたんぱく質量が多くなってしまいます。

　"エビだけ残す""うずらの卵だけ残す"といったように、いずれか1つだけでも我慢して、たんぱく質量を少しでも減らしたいものです。

　また、たけのこは加熱してもカリウムが多いので、カリウム制限がある人には、おすすめできません。

食べ方の工夫

たんぱく質の多いチャーシューがたくさん入ったものは要注意

　ラーメンは高塩分なメニューですが、その**塩分の半分以上は、スープに含まれます**。麺にからむスープだけを楽しみ、スープを飲むのはやめましょう。これだけで、塩分を大幅にカットできます。

　また、一般的に豚骨ラーメンや塩ラーメン、みそラーメンは、しょうゆラーメンより塩分が多い傾向があります。**ラーメンを食べるなら、しょうゆラーメンがおすすめです**。

　チャーシュー麺は高たんぱくなので避け、野菜の入ったタンメンを選ぶのがよいでしょう。

しょうゆラーメン

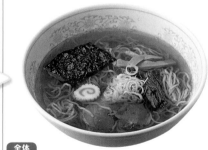

全体

エネルギー	401kcal	塩分	7.4g
たんぱく質	16.0g	カリウム	337mg

主な材料をチェック

	エネルギー	たんぱく質	塩分	カリウム
中華麺・ゆで(220g)	293kcal	10.6g	0.4g	132mg
スープ(300ml)	55kcal	0.9g	6.0g	70mg
焼き豚(20g)	33kcal	3.3g	0.5g	58mg

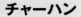

チャーハン

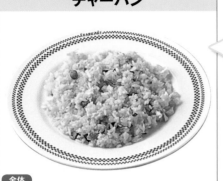

全体			
エネルギー	648kcal	塩分	2.5g
たんぱく質	14.2g	カリウム	318mg

主な材料をチェック

	エネルギー	たんぱく質	塩分	カリウム
白米ごはん (250g)	390kcal	5.0g	0g	73mg
卵 (1個分50g)	71kcal	5.7g	0.2g	65mg

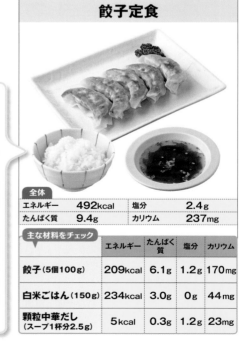

食べ方の工夫

セットにせず、単品で食べるのがおすすめ!

チャーハンやピラフなどの"皿もの"のメニューは、つくる過程で調理油などが使われるため、エネルギーを確保しやすく、おすすめの外食メニューといえます。

スープやザーサイなどがつくセットの場合は塩分が多くなりやすいので、単品で注文するか、スープは具だけを楽しみましょう。

また、あんかけチャーハンは、「あん」にも塩分が含まれています。塩分が多くなりやすいので、気をつけましょう。

餃子定食

全体			
エネルギー	492kcal	塩分	2.4g
たんぱく質	9.4g	カリウム	237mg

主な材料をチェック

	エネルギー	たんぱく質	塩分	カリウム
餃子 (5個100g)	209kcal	6.1g	1.2g	170mg
白米ごはん (150g)	234kcal	3.0g	0g	44mg
顆粒中華だし (スープ1杯分2.5g)	5kcal	0.3g	1.2g	23mg

食べ方の工夫

つけだれをひと工夫して、塩分を抑える

餃子にごはんやスープをつけて、餃子定食として出している店が多くみられます。

スープなどがセットになっている場合は、塩分のとり過ぎに注意が必要です。スープを残すことで、塩分を1~1.5g減らすことができます。

また、餃子のつけだれは、しょうゆの代わりに「酢」「ラー油」「辛子」「こしょう」といった、塩分ゼロの調味料を組み合わせて使いましょう。これらは、お店の卓上に置いてあることが多いので、手軽に試すことができます。家で餃子を食べるときにも、同様につけだれを工夫しましょう。

エビチリ定食

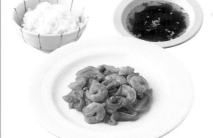

全体			
エネルギー	419kcal	塩分	3.2g
たんぱく質	12.9g	カリウム	535mg

主な材料をチェック

	エネルギー	たんぱく質	塩分	カリウム
芝エビ (50g)	39kcal	7.9g	0.3g	130mg
チリソース (30g)	34kcal	0.5g	0.9g	150mg
白米ごはん (150g)	234kcal	3.0g	0g	44mg
顆粒中華だし (スープ1杯分2.5g)	5kcal	0.3g	1.2g	23mg

食べ方の工夫

みんなでシェアして、食べられる分だけを取り分ける

エビは、肉や魚と同じようにたんぱく質を豊富に含んでいます。エビをたくさん使ったエビチリなどを食べるときは、おかずだけにかたよらないよう、白米ごはんと一緒に食べましょう。

定食で注文するのがおすすめですが、高塩分なスープは残して、減塩を心がけます。

たんぱく質制限があり、たんぱく質をより積極的に減らしたい場合は、半人前が目安です。また、誰かと一緒に食べるときは、たんぱく質をあまり含まない野菜炒めやサラダを組み合わせ、シェアすることで食事量を調整しましょう。

麻婆豆腐定食

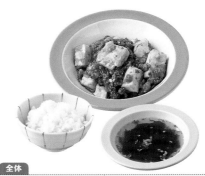

全体			
エネルギー	558kcal	塩分	3.0g
たんぱく質	20.1g	カリウム	447mg

主な材料をチェック

	エネルギー	たんぱく質	塩分	カリウム
木綿豆腐 (100g)	73kcal	6.7g	0g	110mg
麻婆ソース (30g)	35kcal	1.3g	1.1g	17mg
白米ごはん (150g)	234kcal	3.0g	0g	44mg
顆粒中華だし (スープ1杯分2.5g)	5kcal	0.3g	1.2g	23mg

食べ方の工夫

麻婆丼より、単品で頼んだほうが塩分を調整しやすい

豆腐は植物性の食品ですが、肉や魚と同様にたんぱく質が多く含まれる食品です。

これらの食品をメインで使ったたんぱく質が豊富なおかずを単品で食べると、食べる量が多くなりやすく、たんぱく質量もオーバーしてしまいます。麻婆豆腐を食べるときは、白米ごはんと一緒に食べられる定食を選びましょう。ただし、塩分が多いスープは、残すことを忘れずに。

同じようなメニューでは、麻婆ナスを選んだほうが、たんぱく質を抑えられます。

ミートソーススパゲティ

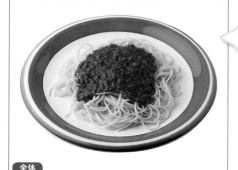

トッピングのチーズは控えめに。ソースは大さじ2杯程度残す

　塩分のとり過ぎを防ぐために、食べ始める前にミートソースを大さじ2杯分ほど取り除いておくと、およそ0.5g塩分を減らすことができます。

　さらに塩分を減らしたいという場合は、スパゲティを全体の2割程度残すと、約0.5gの減塩になります。また、トッピングにチーズをかけ過ぎてしまうと、たんぱく質や塩分がオーバーしてしまうので、チーズを使う場合は、風味づけ程度にしましょう。

　たんぱく質が少なめの貝類のスパゲティや野菜入りのスパゲティもよいでしょう。カリウム制限がある人は、カリウムを多く含むトマト系のソースより、クリーム系のソースやペペロンチーノを選ぶのがおすすめです。

全体

エネルギー	442kcal	塩分	4.6g
たんぱく質	16.2g	カリウム	398mg

主な材料をチェック

	エネルギー	たんぱく質	塩分	カリウム
スパゲティ・ゆで（200g）	300kcal	10.6g	2.4g	28mg
ミートソース（148g）	142kcal	5.6g	2.2g	370mg

オムライス

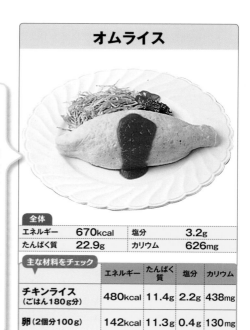

卵やトマトケチャップを残し、たんぱく質や塩分を調整する

　一般的に、オムライスには卵が2〜3個程度使われています。たんぱく質の多い卵を3分の1程度と、トッピングのトマトケチャップやデミグラスソースなどを残すことで、たんぱく質や塩分を抑えることができます。

　あらかじめ、お店の人にトッピングのトマトケチャップを減らしてもらうのも一案です。サイズを選べるときは、小さめのものを選びましょう。

　また、トマトケチャップよりもデミグラスソースのほうが塩分は少なめです。同じ量の場合、塩分がおよそ半分になります。

全体

エネルギー	670kcal	塩分	3.2g
たんぱく質	22.9g	カリウム	626mg

主な材料をチェック

	エネルギー	たんぱく質	塩分	カリウム
チキンライス（ごはん180g分）	480kcal	11.4g	2.2g	438mg
卵（2個分100g）	142kcal	11.3g	0.4g	130mg

ビーフステーキ定食

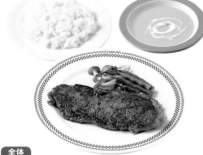

全体

エネルギー	820kcal	塩分	2.6g
たんぱく質	28.0g	カリウム	758mg

主な材料をチェック

	エネルギー	たんぱく質	塩分	カリウム
牛サーロイン・脂身つき・輸入牛(150g)	410kcal	22.1g	0.2g	435mg
白米ごはん(180g)	281kcal	3.6g	0g	52mg
コーンスープ(100g)	62kcal	1.6g	0.9g	88mg

食べ方の工夫

ステーキの部位は脂身つき、主食はごはんがおすすめ

牛ステーキの部位は、比較的たんぱく質が少ない脂身つきのサーロインがおすすめです。ヒレ肉などの赤身肉は、たんぱく質が多い傾向があります。ただ、脂身つきのサーロインとヒレ肉、いずれの場合も、たんぱく質をとり過ぎないためには、**3分の1程度残すのが理想的**です。

ソースは、ステーキにかけるのではなく、ステーキをソースにつけるようにすると、減塩につながります。セットでスープがついているときは、半分ほど残して、塩分のとり過ぎを防ぎましょう。

主食は、パンよりもたんぱく質が少なく、塩分を含まないごはんがおすすめです。

食べ方の工夫

ハンバーグなら1枚のものを選ぶ。チキンや魚のフライも◎

バーガー類は、挟まれている具材によってさまざまな種類があります。ハンバーグが大きいサイズのものや、2枚挟んであるもの、ベーコンやソーセージ、チーズを一緒に挟んだものほど、塩分やたんぱく質が多くなります。

バーガーの中にソース類がからめてある場合は、食べる前に少し取り除いておくと、塩分を抑えられます。**できるだけトッピングやソース類の少ないシンプルなバーガーを選びましょう。**

フライドチキンや白身魚のフライは、エネルギーが確保できるのでおすすめの具材です。

ハンバーガー

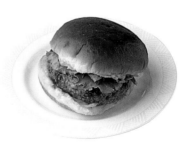

全体

エネルギー	349kcal	塩分	2.3g
たんぱく質	13.8g	カリウム	380mg

主な材料をチェック

	エネルギー	たんぱく質	塩分	カリウム
バンズ(70g)	181kcal	5.1g	0.9g	67mg
ハンバーグ(70g)	138kcal	8.2g	0.6g	196mg

ロールキャベツ

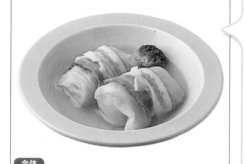

全体			
エネルギー	305kcal	塩分	2.1g
たんぱく質	13.8g	カリウム	350mg

主な材料をチェック	エネルギー	たんぱく質	塩分	カリウム
合いびき肉(70g)	167kcal	10.4g	0.1g	191mg
キャベツ・ゆで(100g)	19kcal	0.6g	0g	92mg

食べ方の工夫

カリウム制限がある人は、コンソメ味がおすすめ

ロールキャベツは、キャベツで包むことで、**実際の肉の量より見た目のボリュームがアップし、食べごたえ抜群**です。ひき肉は適度に脂身を含んでいるので、比較的たんぱく質を抑えられるのもうれしいポイントです。

キャベツは下ゆでしてから使うので、生で調理されたものよりカリウムは減ります。

煮汁ごと盛りつけられている場合は、煮汁は残して、塩分をカットしましょう。 カリウムを抑えたいときは、煮汁にトマトを含むものは避けましょう。

エビマカロニグラタン

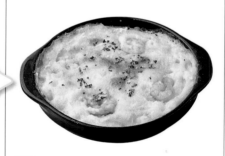

全体			
エネルギー	510kcal	塩分	4.3g
たんぱく質	18.5g	カリウム	400mg

主な材料をチェック	エネルギー	たんぱく質	塩分	カリウム
芝エビ(40g)	31kcal	6.3g	0.2g	100mg
ホワイトソース(150g)	233kcal	3.9g	2.1g	190mg
マカロニ(150g)	225kcal	8.0g	1.8g	21mg

食べ方の工夫

たんぱく質量が塩分量が多めのものは、食べる量の調整が必要

エビマカロニグラタンのなかでたんぱく質を多く含む食材は、エビ、チーズ、ホワイトソースです。

ホワイトソースの原料である牛乳や、グラタンの上にかかっているチーズは、リンも多く含まれています。栄養成分表示を確認し、**たんぱく質20g以上、もしくは食塩相当量（塩分）が4.0g以上の場合は、1/4量を残すようにしましょう。** エビマカロニグラタンを残さず食べると、塩分が4.0gを超えてしまい、塩分のとりすぎになっています。

その分、主食となるものと野菜のおかずを追加し、栄養バランスを整えましょう。**主食は、たんぱく質の少ないクロワッサンがおすすめです。**

コンビニ弁当・お惣菜

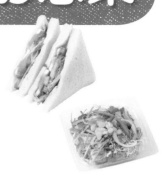

　最近では、コンビニやスーパーでパウチやカップ入りのお惣菜が増え、ふだんの食事に手軽に取り入れられるようになりました。自宅で食事をとるときも、こういった市販品を買って食べる"中食"が増えています。

　うまく活用すれば、自炊ができないときの強い味方となりますが、市販品はたんぱく質や塩分が多くなりがちです。ここでは、それらを調整するポイントや単品同士のおすすめの組み合わせを紹介します。栄養成分は一例なので、自分でも成分表示を確認する癖をつけましょう。

おにぎり

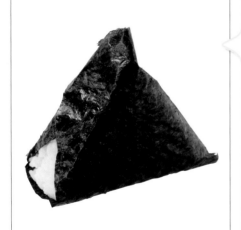

	エネルギー	たんぱく質	塩分	炭水化物
鮭おにぎり	180kcal	4.1g	1.3g	36.7g
梅おにぎり	165kcal	2.7g	1.6g	38.0g
辛子明太子おにぎり	168kcal	4.6g	1.8g	36.5g

食べ方の工夫

1 意外に高い塩分に要注意

　スーパーやコンビニのおにぎりの多くは、塩分1〜2gほどです。特に、梅干し、魚卵、味つけごはんは塩分が多めです。表示を見てナトリウム500mg（塩分1.3g）程度のものを選ぶようにしましょう。1食でおにぎりを2つ食べるか、おにぎり1個と菓子パン1個にして、より塩分を減らしてもよいでしょう。菓子パンの栄養成分はP110で確認できます。

2 エネルギーやたんぱく質を補えるものと一緒に食べる

　おにぎりだけでは、1食分のエネルギーやたんぱく質が不足してしまいます。単品で食べるのではなく、たんぱく質と野菜を含むものを一緒にとって栄養バランスを整えましょう。

一緒に食べよう！
● ゆで玉子入りサラダ
● 海藻サラダ ＋ ヨーグルト

卵サンドイッチ

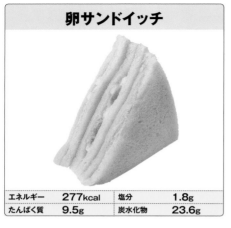

エネルギー	277kcal	塩分	1.8g
たんぱく質	9.5g	炭水化物	23.6g

ツナサンドイッチ

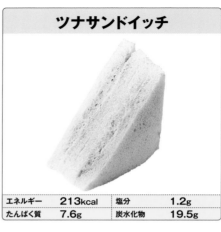

エネルギー	213kcal	塩分	1.2g
たんぱく質	7.6g	炭水化物	19.5g

カツサンドイッチ

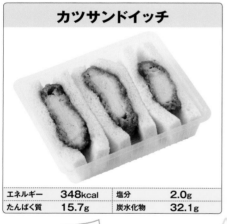

エネルギー	348kcal	塩分	2.0g
たんぱく質	15.7g	炭水化物	32.1g

野菜サンドイッチ

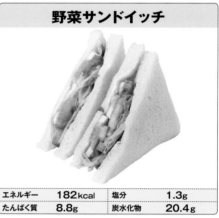

エネルギー	182kcal	塩分	1.3g
たんぱく質	8.8g	炭水化物	20.4g

食べ方の工夫

1 野菜サンドイッチには、エネルギーを補う

野菜サンドイッチは、単品だとエネルギーが不足するので、あんぱんやクリームパンと組み合わせて食べるのがよいでしょう。食後にヨーグルトなどのデザートをプラスして、エネルギーを補うのもおすすめです。

卵やツナのサンドイッチには、菓子パンを追加してエネルギーを補います。

2 カツサンドイッチには、野菜サラダをプラス

カツサンドイッチには、栄養バランスを整えるために野菜サラダを合わせましょう。カツサンドイッチだけでは不足しがちな、ビタミンや食物繊維を補うことができます。

塩分のとり過ぎにならないよう、小分けになったサラダのドレッシングは、すべて使いきらずに少し残すようにしましょう。

幕の内弁当

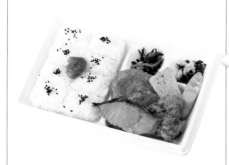

エネルギー	708kcal	塩分	2.9g
たんぱく質	25.6g	炭水化物	93.8g

一緒に食べよう！

- ●野菜サラダ
- ●海藻サラダ

食べ方の工夫

たんぱく質の多いおかずは2品程度までにする

　幕の内弁当は、コンビニやスーパーなどで定番のお弁当ですが、たんぱく質の多いお弁当です。肉や魚などのたんぱく質を多く含むメインおかずは2品程度のもので、野菜の煮物や炒めものが多めに入ったお弁当がおすすめです。

　同じ揚げ物でも、鶏の唐揚げよりコロッケのほうがたんぱく質が少なく、おすすめのおかずです。ただし、じゃがいもはカリウムが豊富なので、カリウム制限のある人は、注意が必要です。

　また、梅干しや漬物、ふりかけ、別添えのしょうゆやソースなどを残して、塩分を抑えることが大切です。

食べ方の工夫

紅しょうがは残して、野菜を補う

　ソース焼きそばは、ほかの麺類やお弁当と比べてたんぱく質が少なめです。ただ、野菜も少ないので、卵やツナといったたんぱく質の多い食品が入っていない野菜サラダを追加するのがおすすめです。

　トッピングで紅しょうがが入っていることが多いですが、紅しょうがは塩分が多いので、食べずに残しましょう。

　あんかけ焼きそばの場合は、「あん」によって塩分が多くなるので、あんを残して減塩します。

焼きそば

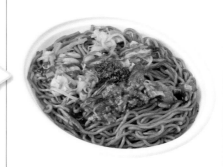

エネルギー	599kcal	塩分	7.4g
たんぱく質	19.7g	炭水化物	104.3g

一緒に食べよう！

- ●野菜サラダ
- ●りんご

野菜サラダ（ドレッシング含まず）

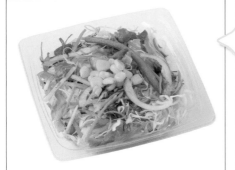

エネルギー	31kcal	塩分	0.2g
たんぱく質	1.0g	炭水化物	6.6g

一緒に食べよう！
- クロワッサン ＋ ゆで玉子
- 肉まん
- ペペロンチーノ

食べ方の工夫

ドレッシングの量は、小分けの半量を目安に

あらかじめ味つけされたお惣菜は、塩分が多い傾向があります。一方、味つけされていないタイプの野菜サラダは、自分でドレッシングの量を調節することで、塩分を抑えることができます（ドレッシングの栄養成分はP124）。小分けのドレッシングは半量を目安に使いましょう。トッピングがハムの場合は塩分が多いので、特にドレッシングを少なめにするなどの工夫が必要です。

卵やツナがトッピングされたサラダは、たんぱく質が多くなります。肉、魚、卵などのたんぱく質が豊富なおかずと組み合わせるときは、野菜だけのサラダを選びます。

食べ方の工夫

ノンオイルドレッシングは塩分が多めなので要注意

海藻は、食物繊維やミネラルが豊富で、血管の健康を保つ効果も期待できます。

エネルギーが低いので、"高エネルギーのお弁当や麺類にもう1品おかずを追加したい"というときにもおすすめです。

海藻サラダと合わせて使うことも多いノンオイルのドレッシングは、塩分が比較的多めです。ドレッシングの栄養成分表示を確認して、できるだけ塩分が少ないものを選びましょう。減塩タイプのドレッシングもおすすめです。ただし、いずれの場合も、小分けになったドレッシングの半量は残して、減塩します。

海藻サラダ（ドレッシング含まず）

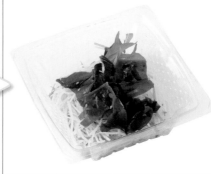

エネルギー	18kcal	塩分	0.2g
たんぱく質	0.7g	炭水化物	3.9g

一緒に食べよう！
- うどん
- ツナサンドイッチ ＋ バナナ
- おにぎり（梅、昆布、おかか、高菜など）
  ＋ からあげ

ポテトサラダ

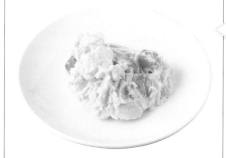

エネルギー	156kcal	塩分	0.8g
たんぱく質	2.0g	炭水化物	15.3g

一緒に食べよう!

- ●野菜サンドイッチ
- ●チキンのパスタサラダ
- ●好みのおにぎり ✚ フルーツゼリー

食べ方の工夫

サラダのなかでは高塩分、高たんぱくなので半量残す

ポテトサラダは、パウチに入っているタイプやプラスチックの器に入っているタイプなどが一般的ですが、いずれも1食分としては量が多く、たんぱく質や塩分のとり過ぎにつながります。半分は残すようにしましょう。じゃがいもはカリウムが多いため、カリウム制限のある人も、食べる量に注意が必要です。

また、明太子入りのタイプもありますが、魚卵は高塩分・高たんぱくの食材なので、ふつうのポテトサラダを選びましょう。

野菜サラダのトッピングとして、少量のポテトサラダが入っている場合は、ポテトサラダと生野菜を一緒に食べると、ドレッシングなしでもおいしく食べられ、減塩になります。

ごぼうサラダ

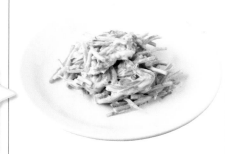

エネルギー	185kcal	塩分	1.3g
たんぱく質	2.0g	炭水化物	13.9g

一緒に食べよう!

- ●トルティーヤ
- ●いなり寿司 ✚ 茶わん蒸し
- ●おでん(卵、大根、ちくわぶ、など)
  ✚ 好みのおにぎり

食べ方の工夫

生野菜と組み合わせてドレッシングなしで食べる

ごぼうサラダは、ポテトサラダと同じくマヨネーズなどの調味料がはじめからからんでいるので、塩分が多くなりやすいメニューです。

野菜サラダをベースに、ごぼうサラダがトッピングされているタイプを選ぶのも一案です。

単品のごぼうサラダと生野菜を買って、組み合わせて食べるのもよいでしょう。ごぼうサラダにしっかりと味がついているので、ドレッシングはかけずに食べます。

おでん

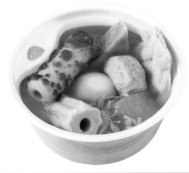

	エネルギー	たんぱく質	塩分	炭水化物
大根	13kcal	0.3g	0.8g	2.5g
卵	67kcal	5.6g	0.5g	1.1g
こんにゃく	0kcal	0.1g	0.7g	0.1g
しらたき	0kcal	0.1g	0.3g	0g
焼きちくわ	48kcal	4.9g	1.2g	5.5g
ちくわぶ	90kcal	3.6g	0.5g	17.0g
つみれ	36kcal	4.2g	0.8g	2.9g
もち巾着	92kcal	4.8g	0.5g	9.6g

食べ方の工夫

練り物は1個までにして、スープは残す

　コンビニやスーパーの調理済みおでんは、たくさんの種類があるので、上手に選んでおかずとして活用しましょう。いちばん気をつけたいのは、練り物です。塩分やたんぱく質に加えて、リンも多いので、ちくわやさつま揚げ、はんぺん、つみれなどはいずれか1つまでにします。厚揚げやがんもどきといった大豆製品も2つ以上食べないようにしましょう。

　また、スープを飲むと塩分量がオーバーしてしまうので、必ず残してください。

　コンビニであれば、小さめの器を選び、はじめからスープを少なめにしましょう。

ひじきの炒め煮

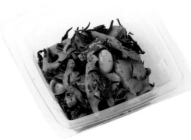

エネルギー	64kcal	塩分	1.2g
たんぱく質	2.4g	炭水化物	6.2g

一緒に食べよう！

- ●サラダ巻き ＋ 冷ややっこ
- ●ミニサイズのざるそば
- ●ツナマヨネーズおにぎり ＋
ポテトコロッケ

食べ方の工夫

主菜のたんぱく質は控えめに。半分は次の食事で食べる

　ひじきの煮物は、意外とたんぱく質を多く含むメニューです。ひじきは、海藻類のなかでは比較的たんぱく質を多く含む食品なのです。

　1パックは、一般的におよそ80g前後ですが、すべて食べきると塩分も多くなってしまうので、半分は次の食事にまわすなどしましょう。

フライドチキン

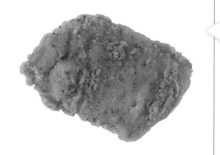

エネルギー	237kcal	塩分	1.7g
たんぱく質	18.3g	炭水化物	7.9g

一緒に食べよう!

- クロワッサン ✚ 具だくさんスープ
- ミックスサンドイッチ
- パスタ入りサラダ

食べ方の工夫

間食やおつまみとしてではなく、主菜として食べる

フライドチキンは、コンビニでもスーパーでも定番のメニューです。コンビニでは、レジ横に"ホットスナック"として置かれていることが多いですが、おやつ感覚で食べるのは危険です。

たんぱく質はもちろんのこと、塩分やエネルギーも間食としては量が多すぎます。どうしても食べたいときは、主菜として食べてください。**主食としておにぎりや野菜サンドイッチを追加し、サラダなどで野菜を補いましょう。**

食べ方の工夫

一度に食べるのは1つまで。間食にはしない

中華まんには、あんまんや肉まん、ピザまんなどさまざまな種類がありますが、**具となるあんこやひき肉、チーズは、いずれも高たんぱく**です。

おやつとしてはたんぱく質やエネルギーが多いので、食事としてとりましょう。

中華まんのたんぱく質が多いので、組み合わせるおかずは、栄養成分表示を見てたんぱく質の少ないものを選びます。野菜が不足しやすいので、汁が少なめの具だくさんのスープをつけてもよいでしょう。

中華まん

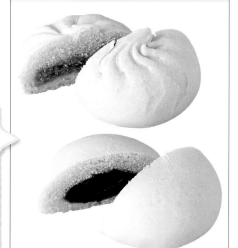

	エネルギー	たんぱく質	塩分	炭水化物
あんまん	246kcal	5.0g	微量	44.6g
肉まん	218kcal	7.7g	1.1g	37.8g

主な食品 100g あたり の栄養成分

日常的に使うことの多い食品を厳選し、食べられる部分(可食部)100gあたりの栄養成分を紹介します。同じ量で比較することで、特にたんぱく質やカリウムなどが多い食品がわかります。

※『日本食品標準成分表 2020年版(八訂)』(文部科学省)に加熱後の栄養成分の記載がある食品は、加熱後の値を掲載しています。「焼き」「ゆで」などの記載がない食品は、生の値です。

	食品名	エネルギー量	たんぱく質	塩分	カリウム	リン	炭水化物	水分
肉	牛ヒレ肉(国産牛)・焼き	238kcal	24.8g	0.2g	440mg	230mg	4.0g	56.3g
	牛サーロイン(国産牛、脂身つき)	313kcal	14.0g	0.1g	270mg	150mg	4.1g	54.4g
	牛サーロイン(輸入牛、脂身つき)	273kcal	14.7g	0.1g	290mg	150mg	5.4g	57.7g
	牛肩ロース肉(国産牛、脂身つき)	295kcal	13.7g	0.1g	260mg	140mg	4.4g	56.4g
	牛肩ロース肉(輸入牛、脂身つき)	221kcal	15.1g	0.1g	300mg	150mg	4.5g	63.8g
	牛バラ肉(国産牛)・焼き	451kcal	13.8g	0.2g	220mg	120mg	5.0g	38.7g
	牛バラ肉(輸入牛)	338kcal	14.4g*	0.1g	230mg	130mg	2.1g	51.8g
	牛もも肉(国産牛、皮下脂肪なし)・焼き	227kcal	23.4g	0.2g	430mg	230mg	6.4g	56.9g
	牛もも肉(輸入牛、皮下脂肪なし)・焼き	205kcal	24.1g	0.1g	320mg	190mg	2.5g	60.4g
	牛レバー	119kcal	17.4g	0.1g	300mg	330mg	7.4g	71.5g
	豚肩ロース肉(脂身つき)	237kcal	14.7g	0.1g	300mg	160mg	3.4g	62.6g
	豚バラ肉・焼き	444kcal	16.5g	0.1g	270mg	140mg	3.6g	37.1g
	豚ヒレ肉・焼き	202kcal	33.2g	0.2g	690mg	380mg	6.1g	53.8g
	豚もも肉(脂身つき)	171kcal	16.9g	0.1g	350mg	200mg	4.6g	68.1g
	豚ロース肉(脂身つき)・焼き	310kcal	23.2g	0.1g	400mg	250mg	4.4g	49.1g
	豚レバー	114kcal	17.3g	0.1g	290mg	340mg	7.1g	72.0g
	鶏胸肉(若鶏、皮つき)・焼き	215kcal	29.2g	0.2g	510mg	300mg	5.8g	55.1g
	鶏もも肉(若鶏、皮つき)・焼き	220kcal	26.4g	0.2g	390mg	230mg	1.3g	58.4g
	鶏ささみ(若鶏)・焼き	132kcal	26.9g	0.1g	520mg	310mg	3.5g	66.4g
	鶏手羽先	207kcal	16.3g	0.2g	210mg	140mg	0.1g	67.1g
	鶏手羽元	175kcal	16.7g	0.2g	230mg	150mg	1.6g	68.9g
	鶏レバー	100kcal	16.1g	0.2g	330mg	300mg	4.7g	75.7g
	牛ひき肉・焼き	280kcal	22.7g	0.2g	390mg	150mg	5.1g	52.2g
	豚ひき肉・焼き	289kcal	22.3g	0.2g	440mg	170mg	5.0g	51.5g
	鶏ひき肉・焼き	235kcal	23.1g	0.2g	400mg	170mg	4.8g	57.1g
	合びき肉(牛50%:豚50%)・生	230kcal	15.2g	0.2g	275mg	110mg	3.0g	63.1g
	ベーコン	400kcal	11.2g	2.0g	210mg	230mg	2.4g	45.0g

* 「アミノ酸組成によるたんぱく質」ではなく「たんぱく質」の数値で計算しています。

	食品名	エネルギー量	たんぱく質	塩分	カリウム	リン	炭水化物	水分
肉	ロースハム	211kcal	16.0g	2.3g	290mg	280mg	6.0g	61.1g
	ウインナーソーセージ	319kcal	10.5g	1.9g	180mg	200mg	5.4g	52.3g
	生ソーセージ	269kcal	12.2g	1.7g	200mg	140mg	2.6g	58.6g
	焼き豚	166kcal	16.3g	2.4g	290mg	260mg	8.4g	64.3g
魚介類	マアジ・焼き	157kcal	21.5g	0.4g	470mg	320mg	6.3g	65.3g
	サンマ・焼き	281kcal	19.3g	0.3g	260mg	220mg	6.5g	53.2g
	カラフトシシャモ(生干し)・焼き	170kcal	14.3g	2.0g	210mg	450mg	5.8g	66.4g
	マサバ・焼き	264kcal	21.4g	0.3g	370mg	280mg	6.1g	54.1g
	マイワシ・水煮	182kcal	18.7g	0.2g	280mg	250mg	11.5g	61.7g
	アナゴ・蒸し	173kcal	14.3g	0.3g	280mg	180mg	5.6g	68.5g
	ウナギ・かば焼き	285kcal	23.0g*	1.3g	300mg	300mg	4.7g	50.5g
	カサゴ	83kcal	16.7g	0.3g	310mg	180mg	2.1g	79.1g
	カマス・焼き	134kcal	18.7g	0.4g	360mg	190mg	5.5g	70.3g
	マガレイ・焼き	104kcal	20.8g	0.3g	370mg	240mg	2.9g	73.9g
	キス	73kcal	16.1g	0.3g	340mg	180mg	1.7g	80.8g
	キンメダイ	147kcal	14.6g	0.1g	330mg	490mg	4.5g	72.1g
	サケ(シロサケ)・焼き	160kcal	23.7g	0.2g	440mg	310mg	6.0g	64.2g
	スモークサーモン	143kcal	25.7g*	3.8g	250mg	240mg	1.2g	64.0g
	マダイ(養殖)・焼き	186kcal	19.2g	0.1g	500mg	260mg	6.1g	63.8g
	マダラ・焼き	103kcal	19.9g	0.4g	480mg	280mg	5.5g	72.8g
	ホッケ(開き干し)・焼き	179kcal	19.6g	2.0g	410mg	360mg	4.0g	63.7g
	メカジキ・焼き	202kcal	22.4g	0.3g	630mg	370mg	6.0g	59.9g
	カツオ・春獲り	108kcal	20.6g	0.1g	430mg	280mg	5.4g	72.2g
	ブリ・焼き	260kcal	22.2g	0.1g	440mg	170mg	10.2g	51.8g
	クロマグロ・赤身	115kcal	22.3g	0.1g	380mg	270mg	4.9g	70.4g
	クロマグロ・トロ	308kcal	16.7g	0.2g	230mg	180mg	7.5g	51.4g
	甘エビ	85kcal	15.2g	0.8g	310mg	240mg	4.2g	78.2g
	ブラックタイガー	77kcal	15.2g	0.4g	230mg	210mg	3.7g	79.9g
	スルメイカ・焼き	108kcal	17.3g	0.8g	360mg	300mg	8.9g	71.8g
	タコ・ゆで	91kcal	15.1g	0.6g	240mg	120mg	7.2g	76.2g
	アサリ	27kcal	4.6g	2.2g	140mg	85mg	2.0g	90.3g

＊「アミノ酸組成によるたんぱく質」ではなく「たんぱく質」の数値で計算しています。

	食品名	エネルギー量	たんぱく質	塩分	カリウム	リン	炭水化物	水分
魚介類	シジミ	54kcal	5.8g	0.4g	83mg	120mg	6.4g	86.0g
	ホタテ・水煮	89kcal	12.7g	0.6g	330mg	250mg	7.9g	76.8g
	イクラ	252kcal	28.8g	2.3g	210mg	530mg	7.9g	48.4g
	タラコ・焼き	158kcal	24.2g	5.3g	340mg	470mg	7.0g	58.6g
	辛子明太子	121kcal	21.0g*	5.6g	180mg	290mg	4.0g	66.6g
	シラス干し(微乾燥)	113kcal	19.8g	4.2g	170mg	480mg	6.0g	67.5g
	ツナ水煮缶・ライト	70kcal	13.0g	0.5g	230mg	160mg	3.4g	82.0g
	ツナ油漬缶・ライト	265kcal	14.4g	0.9g	230mg	160mg	3.8g	59.1g
	サバ缶詰・水煮	174kcal	17.3g	0.9g	260mg	190mg	5.2g	66.0g
	サバ缶詰・みそ煮	210kcal	16.3g*	1.1g	250mg	250mg	8.0g	61.0g
	かまぼこ	93kcal	11.2g	2.5g	110mg	60mg	11.0g	74.4g
	カニ風味かまぼこ	89kcal	12.1g*	2.2g	76mg	77mg	9.3g	75.6g
	焼きちくわ	119kcal	12.2g*	2.1g	95mg	110mg	13.8g	69.9g
乳製品	普通牛乳	61kcal	3.0g	0.1g	150mg	93mg	5.3g	87.4g
	低脂肪乳	42kcal	3.4g	0.2g	190mg	90mg	5.7g	88.8g
	ヨーグルト・全脂無糖	56kcal	3.3g	0.1g	170mg	100mg	4.6g	87.7g
	ヨーグルト・脱脂加糖	65kcal	4.0g	0.2g	150mg	100mg	11.3g	82.6g
	生クリーム・乳脂肪	404kcal	1.6g	0.1g	76mg	84mg	10.1g	48.2g
	生クリーム・植物性脂肪	353kcal	1.1g	0.1g	67mg	79mg	5.2g	55.5g
	ヨーグルト・ドリンクタイプ(加糖)	64kcal	2.6g	0.1g	130mg	80mg	11.5g	83.8g
	プロセスチーズ	313kcal	21.6g	2.8g	60mg	730mg	2.4g	45.0g
	クリームチーズ	313kcal	7.6g	0.7g	70mg	85mg	5.3g	55.5g
卵	鶏卵・生	142kcal	11.3g	0.4g	130mg	170mg	3.4g	75.0g
	鶏卵・ゆで	134kcal	11.2g	0.3g	130mg	170mg	2.1g	76.7g
	うずら卵・生	157kcal	11.4g	0.3g	150mg	220mg	3.9g	72.9g
	うずら卵・水煮	162kcal	9.7g	0.5g	28mg	160mg	4.1g	73.3g
穀類	白米ごはん	156kcal	2.0g	0g	29mg	34mg	36.1g	60.0g
	玄米ごはん	152kcal	2.4g	0g	95mg	130mg	34.7g	60.0g
	小麦粉・薄力粉	349kcal	7.7g	0g	110mg	60mg	74.1g	14.0g
	小麦粉・強力粉	337kcal	11.0g	0g	89mg	64mg	70.1g	14.5g
	食パン	248kcal	7.4g	1.2g	86mg	67mg	44.1g	39.2g

＊「アミノ酸組成によるたんぱく質」ではなく「たんぱく質」の数値で計算しています。

	食品名	エネルギー量	たんぱく質	塩分	カリウム	リン	炭水化物	水分
穀類	フランスパン	289kcal	8.6g	1.6g	110mg	72mg	55.8g	30.0g
	ロールパン	309kcal	8.5g	1.2g	110mg	97mg	48.6g	30.7g
	クロワッサン	438kcal	7.2g	1.2g	90mg	67mg	44.2g	20.0g
	そうめん・ゆで	114kcal	3.3g	0.2g	5mg	24mg	25.1g	70.0g
	スパゲッティ・ゆで	150kcal	5.3g	1.2g	14mg	53mg	29.7g	60.0g
	うどん・ゆで	95kcal	2.3g	0.3g	9mg	18mg	20.7g	75.0g
	そば・ゆで	130kcal	3.9g	0g	34mg	80mg	24.1g	68.0g
	中華麺・ゆで	133kcal	4.8g	0.2g	60mg	29mg	26.5g	65.0g
	コーンフレーク	380kcal	6.8g	2.1g	95mg	45mg	82.7g	4.5g
豆・豆製品	大豆・ゆで	163kcal	14.1g	0g	530mg	190mg	0.8g	65.4g
	大豆・いり	429kcal	35.0g	微量	2000mg	710mg	15.9g	2.5g
	木綿豆腐	73kcal	6.7g	微量	110mg	88mg	0.9g	85.9g
	絹豆腐	56kcal	5.3g	微量	150mg	68mg	1.1g	88.5g
	充てん豆腐	56kcal	5.1g	0g	200mg	83mg	2.4g	88.6g
	納豆	190kcal	14.5g	0g	660mg	190mg	7.7g	59.5g
	厚揚げ	143kcal	10.3g	0g	120mg	150mg	1.2g	75.9g
	油揚げ(油抜き)・ゆで	164kcal	12.3g	0g	12mg	180mg	1.1g	72.6g
	おから・生	88kcal	5.4g	0g	350mg	99mg	3.2g	75.5g
	無調整豆乳	44kcal	3.4g	0g	190mg	49mg	3.3g	90.8g
	調整豆乳	63kcal	3.1g	0.1g	170mg	44mg	4.8g	87.9g
	あずき・ゆで	122kcal	7.4g	0g	430mg	95mg	14.9g	63.9g
	緑豆春雨・ゆで	78kcal	微量*	0g	0mg	3mg	19.1g	79.3g
野菜	アスパラガス・ゆで	25kcal	1.8g	0g	260mg	61mg	3.3g	92.0g
	枝豆・ゆで	118kcal	9.8g	0g	490mg	170mg	6.2g	72.1g
	オクラ・ゆで	29kcal	1.5g	0g	280mg	56mg	3.0g	89.4g
	かぼちゃ・ゆで	80kcal	1.0g	0g	430mg	43mg	17.6g	75.7g
	小松菜・ゆで	14kcal	1.4g	0g	140mg	46mg	0.9g	94.0g
	さやいんげん・ゆで	25kcal	1.2g	0g	270mg	43mg	3.2g	91.7g
	さやえんどう・ゆで	36kcal	1.8g	0g	160mg	61mg	5.3g	89.1g
	チンゲンサイ・ゆで	11kcal	1.0g	0.1g	250mg	27mg	0.7g	95.3g
	トマト	20kcal	0.5g	0g	210mg	26mg	3.5g	94.0g

＊「アミノ酸組成によるたんぱく質」ではなく「たんぱく質」の数値で計算しています。

	食品名	エネルギー量	たんぱく質	塩分	カリウム	リン	炭水化物	水分
野菜	ミニトマト	30kcal	0.8g	0g	290mg	29mg	5.6g	91.0g
	トマトホール缶(食塩無添加)	21kcal	0.9g	微量	240mg	26mg	3.2g	93.3g
	ニラ・ゆで	27kcal	1.9g	0g	400mg	26mg	2.4g	89.8g
	にんじん・ゆで (皮むき)	28kcal	0.5g	0.1g	240mg	26mg	5.6g	90.0g
	パプリカ・赤	28kcal	0.8g	0g	210mg	22mg	5.8g	91.1g
	ピーマン	20kcal	0.7g	0g	190mg	22mg	3.0g	93.4g
	ブロッコリー・ゆで	30kcal	2.6g	微量	210mg	74mg	2.3g	89.9g
	ほうれん草・ゆで	23kcal	2.1g	0g	490mg	43mg	1.2g	91.5g
	水菜・ゆで	21kcal	1.7g	0.1g	370mg	64mg	1.4g	91.8g
	きゅうり	13kcal	0.7g	0g	200mg	36mg	2.0g	95.4g
	かぶ・葉・ゆで	20kcal	2.0g	微量	180mg	47mg	1.1g	92.2g
	かぶ・根・ゆで (皮つき)	18kcal	0.6g	0g	310mg	32mg	2.9g	93.8g
	大根・根 (皮むき)	15kcal	0.3g	0g	230mg	17mg	3.0g	94.6g
	キャベツ・ゆで	19kcal	0.6g	0g	92mg	20mg	2.9g	93.9g
	ごぼう・ゆで	50kcal	0.9g	0g	210mg	46mg	8.2g	83.9g
	サニーレタス	15kcal	0.7g	0g	410mg	31mg	1.7g	94.1g
	サラダ菜	10kcal	0.8g	0g	410mg	49mg	1.1g	94.9g
	たけのこ・ゆで	31kcal	2.4g	0g	470mg	60mg	3.2g	89.9g
	たまねぎ・ゆで	30kcal	0.5g	0g	110mg	25mg	5.9g	91.5g
	コーン水煮缶	78kcal	2.2g	0.5g	130mg	40mg	14.7g	78.4g
	なす・ゆで	17kcal	0.7g	0g	180mg	27mg	2.5g	94.0g
	ねぎ・ゆで	28kcal	0.8g	0g	150mg	22mg	4.8g	91.4g
	白菜・ゆで	13kcal	0.7g	0g	160mg	33mg	1.8g	95.4g
	緑豆もやし・ゆで	12kcal	1.1g	0g	24mg	24mg	1.3g	95.9g
	大豆もやし・ゆで	27kcal	2.2g	0g	50mg	43mg	1.0g	93.0g
	レタス (土耕栽培)	11kcal	0.5g	0g	200mg	22mg	1.9g	95.9g
	れんこん・ゆで	66kcal	0.9g	0g	240mg	78mg	14.3g	81.9g
	しょうが	28kcal	0.7g	0g	270mg	25mg	4.6g	91.4g
	にんにく	129kcal	4.0g	微量	510mg	160mg	24.1g	63.9g
いも類	さつまいも・蒸し	131kcal	1.0g	微量	480mg	47mg	30.0g	65.6g
	さといも・水煮	52kcal	1.3g	0g	560mg	47mg	11.3g	84.0g

	食品名	エネルギー量	たんぱく質	塩分	カリウム	リン	炭水化物	水分
いも類	じゃがいも・水煮 (皮むき)	71kcal	1.4g	0g	340mg	32mg	13.9g	80.6g
	長いも	64kcal	1.5g	0g	430mg	27mg	13.8g	82.6g
	こんにゃく・精粉	5kcal	0.1g*	0g	33mg	5mg	0.1g	97.3g
	しらたき	7kcal	0.2g*	0g	12mg	10mg	0.1g	96.5g
きのこ・海藻類	えのきたけ・ゆで	34kcal	1.6g	0g	270mg	110mg	4.4g	88.6g
	エリンギ・ゆで	32kcal	2.0g	0g	260mg	88mg	3.0g	89.3g
	しいたけ・ゆで	22kcal	1.6g	0g	200mg	65mg	0.7g	91.5g
	干ししいたけ・ゆで	40kcal	2.0g	0g	200mg	38mg	4.1g	86.2g
	なめこ・ゆで	22kcal	0.9g	0g	210mg	56mg	3.0g	92.7g
	ぶなしめじ・ゆで	22kcal	1.6g	0g	280mg	90mg	1.6g	91.1g
	まいたけ・ゆで	27kcal	0.9g	0g	110mg	36mg	3.0g	91.1g
	マッシュルーム・ゆで	20kcal	2.2g	0g	310mg	99mg	0.3g	91.5g
	わかめ・湯通し塩蔵 (塩抜き)	13kcal	1.3g	1.4g	10mg	30mg	0.6g	93.3g
	わかめ・素干し水戻し	22kcal	1.5g	0.7g	260mg	47mg	0.7g	90.2g
	まこんぶ・素干し (乾燥)	170kcal	5.1g	6.6g	6100mg	180mg	9.7g	9.5g
	ひじき・ゆで	11kcal	0.5g	0.1g	160mg	2mg	0.3g	94.5g

補食におすすめの食品　50kcal あたり　の栄養成分

たんぱく質を控えながらエネルギーを補いたいときに、おすすめの果物やお菓子、油脂類や甘味料の50kcal分の相当量と栄養成分を紹介します。間食や補食として活用して下さい。

	食品名	相当量	たんぱく質	塩分	カリウム	リン	炭水化物	水分
果物	アボカド	28g	0.4g	微量	165mg	15mg	1.3g	20.0g
	いちご	161g	1.1g	0g	274mg	50mg	10.6g	144.9g
	バレンシアオレンジ	119g	0.8g	0g	167mg	29mg	11.2g	105.6g
	グレープフルーツ	125g	0.6g	0g	175mg	21mg	10.4g	111.3g
	みかん	102g	0.4g	0g	153mg	15mg	11.5g	88.6g
	みかん缶詰	79g	0.4g*	0g	59mg	6mg	11.8g	66.2g
	柿	79g	0.2g	0g	134mg	11mg	11.5g	65.6g
	さくらんぼ	78g	0.6g	0g	164mg	13mg	11.1g	64.8g

＊「アミノ酸組成によるたんぱく質」ではなく「たんぱく質」の数値で計算しています。

	食品名	相当量	たんぱく質	塩分	カリウム	リン	炭水化物	水分
果物	アメリカンチェリー	78g	0.8g	0g	203mg	18mg	10.8g	63.3g
	和なし	132g	0.3g	0g	185mg	15mg	11.9g	116.2g
	洋なし	104g	0.2g	0g	146mg	14mg	10.0g	88.3g
	すいか	122g	0.4g	0g	146mg	10mg	11.6g	109.3g
	パイナップル	93g	0.4g	0g	140mg	8mg	11.1g	79.2g
	パイナップル缶詰	66g	0.2g	0g	79mg	5mg	13.2g	52.1g
	バナナ	54g	0.4g	0g	194mg	15mg	11.4g	40.7g
	ぶどう	86g	0.2g	0g	112mg	13mg	12.7g	71.8g
	干しぶどう	15g	0.3g	微量	111mg	14mg	11.4g	2.2g
	メロン（マスクメロン）	125g	0.9g	0g	425mg	26mg	12.9g	109.8g
	りんご（皮むき）	94g	0.1g	0g	113mg	11mg	12.2g	79.1g
	桃	132g	0.5g	0g	238mg	24mg	11.1g	117.1g
	桃缶詰・白桃	61g	0.2g	0g	49mg	5mg	11.8g	47.9g
	キウイフルーツ	98g	0.8g	0g	294mg	29mg	8.9g	83.0g
種実類	アーモンド・いり（無塩）	8g	1.5g	0g	59mg	38mg	0.9g	0.1g
	カシューナッツ・フライ（味つけ）	8g	1.5g	0g	47mg	39mg	1.6g	0.3g
	くるみ・いり	7g	0.9g	0g	38mg	20mg	0.3g	0.2g
	甘栗	24g	1.0g	0g	134mg	26mg	9.7g	10.7g
	落花生・いり	8g	1.9g	0g	61mg	31mg	0.8g	0.1g
	バターピーナッツ	8g	1.8g	0g	56mg	30mg	0.8g	0.2g
	ごま・いり	8g	1.6g	0g	33mg	45mg	0.7g	0.1g
お菓子	今川焼・つぶあん	23g	0.9g	微量	20mg	8mg	10.8g	10.5g
	みたらしだんご	26g	0.7g	0.2g	15mg	14mg	11.7g	13.1g
	大福	22g	0.9g	微量	7mg	7mg	11.4g	9.1g
	どら焼き・つぶあん	18g	1.1g	0.1g	18mg	14mg	10.2g	5.7g
	しょうゆせんべい	14g	0.9g	0.2g	18mg	17mg	11.8g	0.8g
	揚げせんべい	11g	0.5g	0.1g	9mg	10mg	7.9g	0.4g
	カスタードプリン	43g	2.3g	0.1g	56mg	47mg	6.6g	31.9g
	シュークリーム	22g	1.2g	微量	22mg	15mg	5.9g	12.4g
	ショートケーキ	16g	1.0g	0g	4mg	2mg	7.0g	5.6g
	ベイクドチーズケーキ	17g	1.3g	0.1g	15mg	16mg	4.3g	7.8g

	食品名	相当量	たんぱく質	塩分	カリウム	リン	炭水化物	水分
お菓子	ケーキドーナツ	14g	0.9g	微量	12mg	8mg	8.4g	2.8g
	イーストドーナツ	13g	0.9g	0.1g	13mg	9mg	5.7g	3.6g
	ホットケーキ(トッピングなし)	20g	1.4g	0.1g	42mg	32mg	9.0g	8.0g
	クッキー	10g	0.5g	0.1g	11mg	7mg	6.5g	0.3g
	ハードビスケット	12g	0.8g	0.1g	17mg	12mg	9.3g	0.3g
	コーヒーゼリー(ミルクなし)	114g	1.7g	微量	54mg	6mg	12.0g	100.1g
	バニラアイス(普通脂肪)	28g	1.0g	0.1g	53mg	34mg	6.6g	17.9g
	ミルクチョコレート	9g	0.5g	0g	40mg	22mg	4.9g	0g
	ポテトチップス	9g	0.4g	0.1g	108mg	9mg	4.7g	0.2g
飲み物	コーラ	109g	0.1g *3	0g	微量	12mg	12.4g	96.5g
	サイダー	122g	微量	0g	微量	0mg	12.4g	109.6g
	スポーツ飲料	238g	0g *3	0.2g	62mg	0mg	12.1g	225.4g
	オレンジジュース・濃縮還元	109g	0.3g	0g	207mg	20mg	12.0g	96.0g
	りんごジュース・濃縮還元	106g	0.1g *3	0g	117mg	10mg	12.2g	93.4g
	ぶどうジュース・濃縮還元	109g	0.3g	0g	26mg	8mg	13.2g	95.0g
	グレープフルーツジュース・濃縮還元	132g	0.9g *3	0g	211mg	16mg	11.4g	118.9g
	ミルクココア粉末(お湯でとく場合)	13g	1.0g *3	0.1g	95mg	31mg	9.8g	0.2g
	コーヒー・インスタント(砂糖ミルク入り) *1	286g	0.5g	0g	134mg	27mg	8.2g	274.0g
	紅茶(砂糖ミルク入り) *2	329g	0.8g	0g	31mg	23mg	7.3g	319.0g
調味料	バター・有塩	7g	0g	0.1g	2mg	1mg	0.5g	1.1g
	バター・無塩	7g	微量	0g	2mg	1mg	0.4g	1.1g
	マーガリン・ソフトタイプ	7g	0g *3	0.1g	2mg	1mg	0.3g	1.0g
	サラダ油	6g	0g *3	0g	微量	微量	0.2g	0g
	ごま油	6g	0g *3	0g	微量	微量	0.1g	0g
	オリーブ油	6g	0g	0g	0mg	0mg	0.1g	0g
	マヨネーズ・卵黄型	7g	0.2g	0.1g	1mg	5mg	0.2g	1.4g
	和風ドレッシング	28g	0.4g	1.0g	21mg	12mg	2.7g	19.4g
	ごま風味ドレッシング	12g	0.3g	0.5g	11mg	8mg	1.9g	4.6g
	上白糖	13g	0g *3	0g	微量	微量	12.9g	0.1g
	黒砂糖	14g	0.1g	0g	154mg	4mg	12.8g	0.6g
	はちみつ	15g	微量	0g	10mg	1mg	12.3g	2.6g

＊1 インスタントコーヒー 2g をお湯 150ml で溶き、コーヒーシュガー 1 本 3g とコーヒーミルク 1 個
　　5g を加えた場合。

＊2 紅茶 150ml に、コーヒーシュガー 1 本 3g とコーヒーミルク 1 個 5g を加えた場合。

＊3「アミノ酸組成によるたんぱく質」ではなく「たんぱく質」の数値で計算しています。

155

治療用特殊食品お問い合わせ先

※商品の情報は2021年10月時点のものです。

【いかるが牛乳】
☎06-6682-3165（平日9:00～17:00）

【キッセイ薬品工業】
☎0120-588-117（平日9:00～17:00）
FAX 0120-815-804（24時間受け付け）
☎0120-515-260（お客様相談センター　平日9:00～17:00）
キッセイヘルスケア ネットショップ　https://healthcare.kissei.co.jp/

【木徳神糧】
☎0120-885-870（コメ加工食品部　平日9:00～17:00）

【クリニコ】
☎0120-520-050（平日9:30～17:00土・日・祝、年末年始を除く）
アクトケア オンラインショッピング　https://www.clinico.co.jp/ec/

【キッコーマン】
☎0120-601431（年中無休9:00～18:00、年末年始を除く）
キッコーマン 通信販売 健康こだわり便　https://www.kikkoman-shop.com/

【ハインツ日本】
☎0120-370-655

【ホリカフーズ】
☎0120-49-1084（平日9:00～17:30）

【株式会社バイオテックジャパン】
☎0250-63-1555（平日9:00～17:00）

監修

富野康日己（とみの・やすひこ）

医療法人社団 松和会 理事長、順天堂大学名誉教授。
1949年生まれ。1974年順天堂大学医学部卒業。専門
は腎臓内科学。順天堂大学腎臓内科教授、同大医学部
附属順天堂医院副院長、医学部長などを経て、2019年
より現職。アジア太平洋腎研究推進室長も務める。『改訂
新版 腎臓病の基本の食事』『健康図解PLUS 自分でで
きる！ 腎臓病カンタン療法80』（以上学研プラス）、『別
冊NHKきょうの健康 慢性腎臓病（CKD）』（NHK出版）
など著書、監修書多数。

編集協力

医療法人社団 松和会グループ 栄養士部会

青木大輔、石原幸子、伊藤幸代子、
上中明子、大崎時糸子、加藤恵理、
小幡真希子、杉村紀子、鈴木真澄、
田中摩美、田邊裕美、中島徳子、
根津桂子、平野幸、福田千賀、
福家枝三、辺見麻衣、星野巳知、
細道美緒、松田幸子、水野ちさと、
山本純子、渡部早苗、渡邉早苗（五十音順）

**最新改訂版 腎臓病の人のための
ひと目でよくわかる食品成分表**

2021年11月23日　第1刷発行
2024年5月17日　第6刷発行

監修者　富野康日己
発行人　土屋　徹
編集人　滝口勝弘
発行所　株式会社Gakken
　　　　〒141-8416　東京都品川区西五反田2-11-8
印刷所　大日本印刷株式会社
DTP製作　株式会社グレン

●この本に関する各種お問い合わせ先
本の内容については、下記サイトのお問い合わせフォームよりお願いします。
　　　https://www.corp-gakken.co.jp/contact/
在庫については　Tel 03-6431-1250（販売部）
不良品（落丁、乱丁）については　Tel 0570-000577
　学研業務センター　〒354-0045 埼玉県入間郡三芳町上富279-1
上記以外のお問い合わせは　Tel 0570-056-710（学研グループ総合案内）